임상 바로 읽기

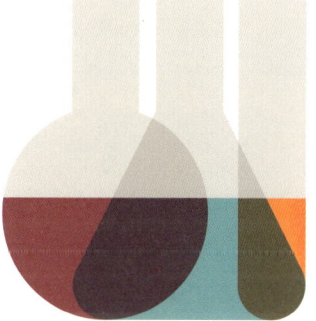

한경 BIO Insight 총서는
바이오산업 트렌드 매거진 <한경바이오인사이트>가 만든
바이오 전문 포켓북입니다. 바이오산업 분야별 전문지식과
새로운 인사이트를 알기 쉽게 담았습니다.

한경 BIO Insight 총서 ❷

임상 바로 읽기
성공적인 신약 개발을 위한 첫 단추

윤나리 지음

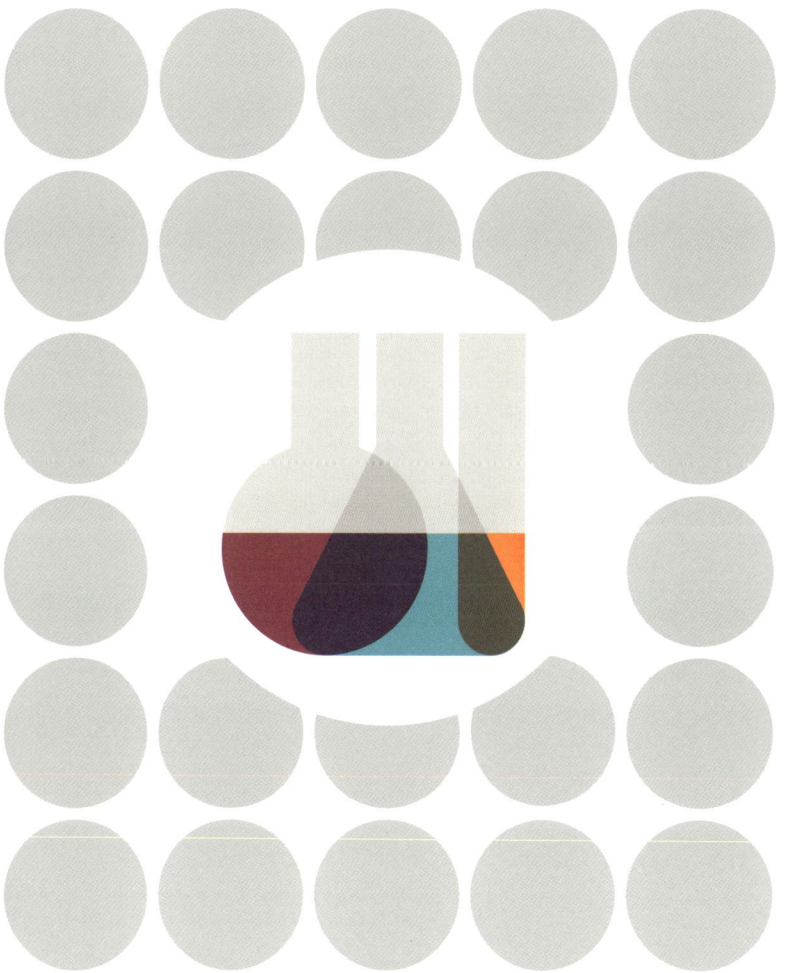

한국경제신문

머리말

치열한 하루하루를 모아 당신에게 하루를 선물할 수 있다면

오래전, 친아버지처럼 의지하던 시아버님과 함께한 저녁 시간이 떠오른다. 당시 아버님은 비소세포폐암 수술을 마치고 회복하시던 중 폐렴이 와 입원 치료를 받고 계셨다. 폐렴이란 놈이 어찌나 고약한지, 하루하루 지날수록 떨어져가는 산소포화도를 속절없이 바라볼 수밖에 없었던 그 무력감이란…. 팔다리라도 주물러드리면 혈액이 좀 돌아 산소가 몸속 구석구석에 조금이라도 더 전달되지는 않을까 하여 연신 아버님의 팔다리를 주물러드리곤 했다. 그러던 어느 날, 집에 가려는 나를 붙잡고 아버님께서 힘겹게 입을 떼셨다. "나리야, 오늘 행복했다." 평소 무뚝뚝하고 감정 표현을 별로 안 하시던 당신의 말 한마디에 눈물이 울컥 쏟아지고 말았다.

6인실 병실 창밖에 석양이 내려앉고 조금 열린 창틈 사이로 겨울을 품은 찬 공기가 스며들었던 그 순간은 어쩌면 나에게 가장 또렷이 새겨져 있는 순간일지도 모르겠다. 죽음을 앞둔 사람에게 하루는 어떤 의미일까를 생각해본다. 나로서는 가늠하기조차 어렵지만 순간순간, 일 분 일 초를 붙잡고 싶지는 않을까. 그 하루 동안 보고 싶던 아들, 딸, 부모님, 사랑하는 사람들을 만나고, 그간 못다 한 말들을 전하고, 이번 생에서 끝맺지 못한 일들을 마무리할 금쪽같은 시간이리라.

바이오텍에서 신약 개발을 하다 보면 매일이 치열하다. 여기저기서 쏟아지는 이메일, 미팅, 복잡다단한 해결해야 할 문제들… 하루 동안 처리해야 하는 일이 한두 개가 아니다. 가끔 사무실에 앉아 주변을 둘러보면 주변 동료들의 상황도 만만치 않다. 업계 분들 이야기도 크게 다르지 않다. 저마다 고군분투하며 말 그대로 각개전투를 벌이고 있다. 이러한 우리 모두의 치열한 하루하루, 노력이 모여 당신에게 하루를 선물할 수 있다면… 그게 바로 우리가 하는 일의 의미가 아닐까 생각해본다.

"임상은 너무 어려워요." 업계에 계신 분들과 이야기를 나누다 보면, 다른 분야에 비해 '임상'은 어렵고 복잡해 도무지 이해할 수 없는 분야라고 생각하는 분이 많은 것 같다. 이러한 사정이 한국경제신문 <바이오인사이트>에서 '윤나리의 임상 바로 읽기' 연재를 기획한 계기가 됐다. 쏟아지는 뉴스들 속에서 어렵고 멀게만 느껴지는 임상시험을 '제대로 읽어보자'는 취지다. 바이오 전공자나 업계에 종사하지 않더라도 '임상시험'이 무엇인지 그 정의에 대해서는 대부분 잘 알고 있을 것이다. 임상시험이란 신약을 사람에게 투약해 안전성과 유효성을 평가하는 과정이다. 다만, 사람을 대상으로 해 우리의 생명과 직결되다 보니 여러 규제가 적용되고, 병원, 의사, 환자, 제약사 등 다양한 이해관계자가 관여하다 보니 방법론적으로 복잡해 다른 분야에 비해 상대적으로 어렵게 느껴진다. 필자 역시 10여 년 이상 이 분야에 종사했지만 여전히 배울 게 너무도 많다고 느낀다.

연재를 준비하면서, 아직 경험을 쌓아가고 있는 내가 '임상'이라는 방대한 주제에 대해 연재를 할 자격이 있을까, 같은 분야에 종사하시는 업계 선배들께 누가 되지는 않을까 많은 고민을 했다. 한국경제신문 박영태 부장님께서 통 큰 기회를 주시고 용기를 주지 않으셨다면 언감생심 도전할 생각조차 하지 못했을 것이다. 깊은 감사의 인사를 전한다. 늘 연재 주제에 대해 함께 고민해주시고, 연재에 대해 많은 피드백을 주신 장명호 의장님, 부족한 글을 멋진 글로 마무리 지어주신 한재영 기자님, 이우상 기자님과 남정민 기자님께도 고개 숙여 감사드린다.

부족하지만 임상에 대한 단편적인 지식보다는 실무적인 입장에서 경험한 '임상개발'의 전반적인 맥락을 이해하는 데 중점을 두고 연재를 시작했다. 특히 다른 약들의 개발 사례를 통해 우리가 뭘 보고 배울 수 있을지를 곱씹어보고, 앞으로 나아갈 방향에 대해 생각할 수 있었으면 좋겠다는 바람을 가지고 글을 썼다. 적지 않은 시간을 들여, 나름대로 최선을 다해 연재를 했다고 생각했는데, 이번 포켓북을 계기로 다시 한 번 읽어보니 부족한 부분이 많았다. 부족한 연재에 대해 관심을 가져주시고, 잘 읽고 있다고 말씀해주신 수많은 업계 선후배님들께도 감사의 인사를 전하고 싶다.

끝으로, 늘 나를 걱정해주고 과분한 사랑을 주는 엄마 우영미, 아빠 윤기열 그리고 동생 윤준수, 지금의 내가 있기까지 오랜시간 가장 가까운 곳에서 응원해 주었던 송동규, 나의 사랑하는 오랜 지인들과 신약 개발의 여정을 함께 하고 있는 지아이이노베이션 동료들 모두에게 진심으로 사랑하고 감사한다는 말을 전한다. "감사합니다."

윤나리

08 임상 바로 읽기 · 윤나리

제 1장
신약 개발 여정의 시작과 끝
목표제품특성과
임상개발계획 수립   *p.10*

제 2장
최신 임상 설계 트렌드
키트루다 사례로 본
심리스·적응형 임상시험   *p.24*

제 3장
임상시험 핵심 요소
Back to Basic :
임상시험계획서와 임상 인력   *p.42*

제 4장
임상시험 승패 요인 분석
임상시험 설계의 응용 :
'신틸리맙' 케이스 스터디   *p.58*

제 5장
초기 임상시험 성공의 핵심
신약 특성 조기 파악을 위한
바이오마커 선정 전략   *p.76*

제 6장
거인과 싸우는 법
임상적 차별화와 속도라는
두 마리 토끼를 잡으려면   *p.90*

제 7장
임상시험과 안전성 관리
임상적 이익과 위험 사이에서
현명하게 저울질하는 법 *p.102*

제 8장
효능 객관화를 위한 필수조건
임상시험
데이터 분석의 기초 *p.116*

제 9장
의미 있는 결과 분석을 위한 재료
임상시험
데이터 수집과 관리 *p.128*

제 10장
신약 개발의 지름길
FDA 신속심사 프로그램
전략적 방향성 수립법 *p.142*

제 11장
데이터 분석 기법
효율적 임상개발을 위한 동반자
모델 기반 신약 개발 *p.158*

제 12장
임상개발 성공의 또 다른 축
Bench to Bedside :
임상시험과 중개연구 *p.170*

1장 — 신약 개발 여정의 시작과 끝

목표제품특성과 임상개발계획 수립

지금 한국 제약·바이오 업계는
그 어느 때보다도 빠르게 진화하고 있다.
신약 개발 여정의 시작이자 끝인
목표제품특성 Target Product Profile, TPP 과
그 여정의 지도가 되는 임상개발계획 Clinical Development Plan, CDP
수립에 대해 이야기하고자 한다.

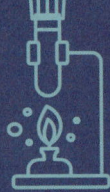

20세기 가장 영향력 있는 경영학자 중 한 명인 스티븐 커비는 저서 <성공하는 사람들의 7가지 습관>에서 자신의 삶을 효과적으로 이끌기 위한 습관 중 하나로 'Begin with the end in mind$^{끝을\ 염두에\ 두고\ 시작하라}$'고 제시했다. 원하는 것을 얻기 위해서는 끝을 염두에 둔 목표를 확립하는 과정이 필수라는 의미다.

신약 개발도 마찬가지다. 우리가 개발하고 있는 신약이 최종적으로 가져야만 하는 요건을 개발 초기 단계부터 그려놓는 것, 즉 '목표제품특성$^{Target\ Product\ Profile,\ TPP}$' 수립은 신약 개발 성공을 향한 여정의 필수 단계이다.

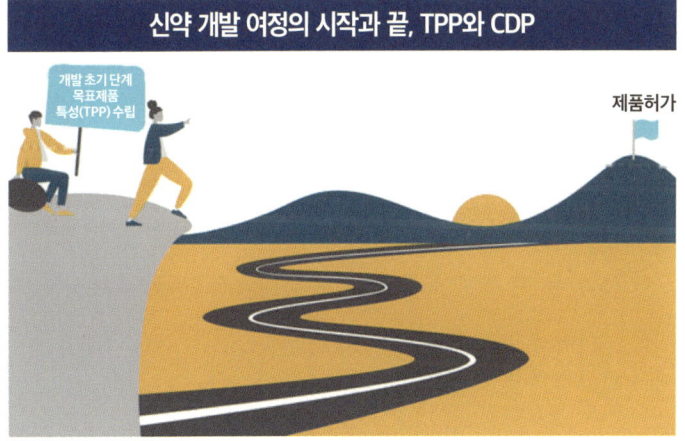

목표제품특성^{TPP}을 수립하라

목표제품특성$^{Target\ Product\ Profile,\ TPP}$이란 말 그대로 개발 중인 의약품이 최종 허가를 받는 시점에서 어떤 특성을 가질 것인지 목표를 세우고 이를 상세히 정의해놓은 문서다.

의약품 개발의 궁극적 목표는 약물이 시판 허가를 받아 많은 환자가 그 약물을 사용할 수 있도록 하는 것이다. 먼저 시판 허가를 받기 위해서는 여러 개발 단계를 거쳐 이 약물을 사용할 대상 환자군에서 약물의 안전성 safety과 유효성 efficacy이 입증돼야 한다. 따라서 TPP 개발은 목표 적응증과 구체적인 대상 환자군을 정하고 안전성과 유효성 평가변수들의 목표 수치를 정하는 것이 핵심이다. 여기에 효과적인 의약품의 투여 경로, 용법·용량 및 투여 기간 등 약물의 실제 사용을 염두에 둔 제품의 특성들을 정한다. 제제학적 특성과 의약품의 품질관리 요소도 포함한다.

하지만 허가기관에서 원하는 최소한의 요건을 갖춰 안전성과 유효성을 입증해 승인을 받으면 성공했다 할 수 있을까. 승인만을 목표로 개발하다 보면 임상시험에 10여 년의 시간과 수천억 원에 이르는 비용을 투자하고도 그 약이 거의 매출을 올리지 못하는 경우가 발생한다. 의약품도 결국 '제품'이므로 소비자인 의사 또는 환자가 사용하는 약이 되려면 경쟁력이 있어야 한다. 미충족 의료 수요를 충족시킴은 물론이고 경쟁제품 대비 뚜렷한 차별화가 되어야 한다는 의미다.

정리하자면, TPP란 개발 의약품의 안전성 및 유효성 입증 전략, 허가 시점에서의 경쟁제품 대비 차별화 요소, 상업적 가치 등을 총체적으로 제시하는 전략적 도구다.

앞서 소개한 'Begin with the end in mind'라는 말처럼 TPP는 본격적으로 데이터를 도출하기 훨씬 전, 개발 초기 의약품의 개념증명 Proof-of-Concept, PoC 결과만으로도 충분히 수립할 수 있고 제조 품질 관리, 비임상, 중개연구, 독성, 약리학, 임상개발, 허가, 마케팅

신약 개발 여정의 시작과 끝

> **과학기술은 빠르게 진보하고, 규제환경과 경쟁상황도 늘 급변하는 만큼 TPP는 개발 중간중간 지속적으로 점검하고 업데이트해야 하는 '살아 있는 문서**living document**'다.**

등 신약 개발에 참여하는 모든 팀이 관여해 작성한다.

목표를 세워놓고 신약 개발의 각 단계에서 TPP를 충족할 수 있는 비임상 연구, 중개연구 및 임상시험을 디자인하고 결과를 도출하면 효율성이 크게 증가할 뿐만 아니라 실패 확률도 줄어든다.

과학기술은 빠르게 진보하고, 규제환경과 경쟁상황도 늘 급변하는 만큼 TPP는 개발 중간중간 지속적으로 점검하고 업데이트해야 하는 '살아 있는 문서 living document'다.

임상시험을 포함한 모든 신약 개발 과정은 각 단계에서 도출된 결과가 개발 의약품의 TPP를 충족시키는지 평가하는 과정이라고도 할 수 있는 만큼, 개발 초기 단계에서 경쟁력 있는 TPP의 수립은 아무리 강조해도 지나치지 않는다.

TPP 개발의 핵심 : 미충족 의료 수요와 경쟁제품 대비 차별화 요소를 이해하는 것

경쟁력 있는 TPP는 어떻게 개발되는 걸까. 가장 먼저 선행돼야 하는 것은 개발 적응증의 선정이다. 목표 적응증 target indication 은 의약품의 개발 의도, 물리화학적·생물학적 특성 및 작용기전 등을 바탕으로 선정한다. 개발 적응증을 선정했다면 해당 적응증의 현재,

그리고 새롭게 대두되고 있는 치료 패러다임을 분석하고 목표 환자군을 구체화해야 한다. 미충족 의료 수요가 분명히 존재하고, 또 개발 의약품이 그 미충족 의료 수요를 충족시킬 가능성이 충분한 목표 환자군을 찾는 것이다. 목표 환자군을 세분화했다면 해당 환자군에서 표준치료법과 현재 개발되고 있는 경쟁상황 분석을 통해 개발 의약품이 이들과 어떻게 차별화될 수 있을지 고민해야 한다.

결국 차별화를 통해 개발 의약품의 가치가 창출된다. 특히, '새롭게 대두되고 있는' 미충족 의료 수요에 주목할 필요가 있다. 요즘 신약의 시판 허가가 예전보다 단축되었다고는 하지만, 아무리 빨리 개발된다 해도 비임상 단계부터 약 5년 이상이 소요된다. 전 세계 수많은 제약사가 다양한 약제를 개발하고 있으므로 5년이란 시간은 치료 트렌드가 완전히 바뀌기에 충분한 시간이다.

면역항암제를 예로 들면, 2011년 미국 식품의약국^{FDA}이 처음으로 면역관문억제제 여보이를 암 치료제로 승인한 이후 10년이 지난 지금 옵디보, 키트루다, 티쎈트릭 등 여러 면역항암제가 다양한 암종의 치료제로서 환자에게 처방되고 있다.

면역항암제 등장 이전엔 대부분의 암 환자가 세포독성 항암제만으로 치료를 받았다면, 지금은 많은 암 환자가 면역항암제를 투여받는다. 예전에는 화학항암제에 반응하지 않는 것이 미충족 의료 수요였다면 면역항암제의 등장으로 면역항암제에 반응하지 않는 암, 면역항암제로 조절이 되다가 내성이 생겨 더 이상 조절되지 않는 암 등 새로운 미충족 의료 수요가 생겨난 것이다.

같은 원리로, 지금 개발되고 있는 경쟁제품이 몇 년 안에 시판 허가되어 표준치료요법이 바뀌게 된다면 현재의 미충족 의료 수요

<표 1> 단백질 신약 A(GLP-1 유사체) TPP 예시

개발 의약품 요약	GLP-1 유사체로서, 자가투약용 피하주사로 개발 중인 단백질 신약				
목표 적응증 및 환자군	제2형 당뇨병 환자 중 1차 치료제로 메트포르민을 투여받고 혈당이 조절되지 않는 환자				
Value proposition	• 기존 GLP-1 수용체 작용제 대비 나은 효능을 통해 best-in-class 선점 • 환자가 직접 피하에 주사하는 어려움 해소를 위해 반감기 증가시켜 두 달에 한 번 투약				
목표특성	minimum profile	base profile	optimal profile	목표특성 근거자료	타깃을 충족하기 위해 계획된 시험 요약
용량 및 투여경로	1주일 또는 2주일에 한 번 피하주사	한 달에 한 번 피하주사	두 달에 한 번 피하주사	비임상시험 결과에서 한 달에 한 번 투약 가능함을 확인	• 두 달에 한 번 피하주사 가능 여부를 임상시험에서 확인 • 반감기 증가 위한 제형 연구
효능	경쟁제품 B 대비 비열등 (non-inferior)	경쟁제품 B 대비 10% 효과 개선 (superior)	경쟁제품 B 대비 30% 효과 개선 (superior)	동물실험 결과에서 경쟁제품 B 대비 우월한 효능 확인	임상 단계에서 경쟁제품과 효능 비교
안전성	경쟁제품 B 대비 비열등 (non-inferior)	경쟁제품 B 대비 비열등 (non-inferior)	경쟁제품 B 대비 비열등 (non-inferior)	동물실험 결과에서 경쟁제품 B와 비슷한 안전성 확인	임상 단계에서 경쟁제품과 안전성 데이터 비교
약가 및 보험급여	-	-	-	-	-

는 더 이상 존재하지 않게 될 수도 있다. 이와 같이 TPP를 수립하기 위해서는 허가 시점, 즉 미래에 기초한 시장상황 분석이 필요하다.

요약하자면, TPP 개발의 핵심은 다음과 같다.
① 목표 적응증 선정 및 환자군 세분화
② 목표 환자군의 현재와 새롭게 대두되고 있는 미충족 의료 수요의 이해
③ 경쟁제품 대비 차별화 전략 수립

예를 들어, 단백질 신약 A^{GLP-1 유사체}를 제2형 당뇨병 치료제로 개발하고 있다고 가정해보자. 현재 제2형 당뇨병의 1차 표준치료제는 먹는 약인 메트포르민이다. 메트포르민은 50년 이상 제2형 당뇨병 치료제로 사용돼 안전성과 임상적 효능이 입증된 약으로 미충족 의료 수요가 크지 않다. 게다가 먹는 약인 메트포르민에 비해 주사제인 단백질 신약 A는 환자 편의성 측면에서 크게 불리하므로, 단백질 신약 A는 1차 치료제보다는 2차 이상 치료제로 개발되는 것이 합리적 선택일 것이다. 목표 환자군을 '제2형 당뇨병의 2차 이상 치료제'로 구체화하는 것이다. 단백질 신약 A가 특정 바이오마커를 가진 환자에서 더 효능이 좋을 것으로 예측된다면 '제2형 당뇨병의 특정 바이오마커를 가진 환자에서 2차 이상 치료제'로 더 세분화할 수도 있다.

이렇게 선택된 환자군에서 단백질 신약 A가 비임상 연구 및 개념증명 연구 결과에 기반했을 때 충분히 효능을 보일 가능성이 있다면 그 이후에는 경쟁제품 대비 차별화 포인트를 고민해야 한다. 현재 2차 치료제로 사용되고 있는 DPP-4 억제제, GLP-1 유사체 등은 물론이고 현재 개발되고 있는 새로운 기전의 약물들과 비교했을 때 안전성, 효능, 투여 경로, 환자 편의성, 가격경쟁력 등 다

양한 측면에서 단백질 신약 A가 어떤 차별화 요소를 가질 수 있을지 치열하게 고민해야 한다.

일반적으로 국내에서 개발된 신약들은 시장에 해당 계열의 약물로 처음 출시돼 새로운 시장을 독점하는 '퍼스트 인 클래스first-in-class'보다는 앞서 시판된 의약품들과 비교해 특장점을 가지는 '베스트 인 클래스best-in-class' 약물이 대부분이므로 특히 차별화에 대한 분석이 중요하다.

TPP 개발 예시

TPP에 정해진 형식은 없지만, FDA는 신약 개발 과정에서 적응증별 TPP 작성을 장려한다. 일반적으로는 앞장의 <표 1>에 제시된 바와 같이 최종 허가 사항에 기재될 주요 항목들에 대해 개발 의약품이 가져야 할 목표특성들을 구체적으로 기술하게 되는데, 이때 최소 목표특성, 기본 목표특성, 최적 목표특성 등 몇 가지의 시나리오를 가정해 기술한다.

예를 들면, 최소한의 특성이란 규제기관으로부터 시판 허가를 받기 위한 최소한의 요구조건일 뿐만 아니라 경쟁상황을 고려했을 때 미래의 표준치료요법 대비 동등 이상의 효과비열등성, non-inferiority를 가짐을 의미한다. 최소한 이 정도의 특성은 갖춰야 개발이 의미가 있다는 거다. 반대로 최적 특성이란, 글자 그대로 모든 특성이 최적인 경우를 상정하며 다소 이상적인 특성을 제시한다. 기본 특성은 이들의 중간 어디쯤 위치하는데, 대개는 여러 비임상·임상 결과를 근거로 가장 있음직한 특성을 의미한다.

다시 한 번 단백질 신약 A로 돌아가보자<표 1>. 앞서 우리는 단백질 신약 A의 생물학적 특성, 작용기전 등을 바탕으로 목표 환자군을 '제2형 당뇨병의 2차 이상 치료제'로 구체화했다. 목표 환자군을 구체화했다면 다음은 이 환자군에서 개발하는 것이 합리적인지, 단백질 신약 A가 충분히 차별화를 보일 수 있을지 고민해봐야 한다. 현재 제2형 당뇨병에서 메트포르민으로 혈당이 조절되지 않을 경우 DPP-4 억제제, SGLT-2 억제제 또는 GLP-1 유사체 등을 사용할 수 있다. 그런데 최근 노보노디스크가 알약 형태의 GLP-1 유사체 '리벨서스®(세마클루타이드)'를 시장에 내놓았다. 상황이 복잡해졌다. 게다가 주사제로는 GLP-1과 시너지를 낼 수 있는 GIP-1, 글루카곤 등을 동시에 타깃하는 이중 작용제 dual agonist들이 이미 승인됐거나 개발되고 있는 상황이다.

단백질 신약 A의 투약 빈도가 한 달에 한 번이라면 주사제일지라도 경구 투여와 경쟁해볼 만하다. 만약 매일매일 투약해야 하는 주사제라면? 주사제로 사용할 수밖에 없는 다른 약제와 병용을 통해 약효를 크게 끌어올리거나, 경구용 GLP-1 유사체 치료에 반응하지 않는 환자에서 효과를 보여준다거나, 아니면 아예 다른 적응증을 고려해보는 것도 차별화 전략이 될 수 있다. 이러한 차별화 노력에도 불구하고 단백질 신약 A의 임상 결과가 최소 목표특성을 겨우 충족한다고 가정해보자. 이 경우, 개발을 지속할 것인지 짚고 넘어갈 필요가 있다. 차별화가 불가능한 약제에 막대한 시간과 비용을 투입해야 하는지 물어야만 한다.

어느 시점에 개발 의약품이 도저히 TPP라는 도착지에 이를 수 없다는 확신이 든다면, 신속히 개발을 중단해야 불필요한 시간과 비용의 낭비를 막고 인적·물적 자원을 다른 물질의 개발에 투입

할 수 있다. 어떠한 상황이 되었든 개발 초기 단계에 우리가 개발하는 신약의 차별화 요소를 짚어내 개발한 TPP는 개발 과정에 좋은 등대가 되어줄 것이다.

경쟁력 있는 TPP란

TPP가 경쟁력을 가진다는 것은 결국 이대로만 개발된다면 경쟁력 있는 제품을 개발할 수 있음을 뜻한다. TPP는 ①해당 목표특성이 현재와 새롭게 대두되고 있는 미충족 의료 수요를 충분히 충족시키며 ②경쟁제품 대비 차별화가 명확해야만 한다.

'어떻게 차별화할 것인가'와 관련해서는 이 책의 6장에서 구체적으로 다룰 것이다. 차별화와 관련된 한 가지 재미있는 에피소드가 있다. 아마도 우리 모두는 살면서 한 번쯤은 치약을 사기 위해 마트에 가본 경험이 있을 것이다. <그림 1>과 같이 마트의 치약 코너에 가면 수십 개의 치약이 진열돼 있다. 미백, 구취 제거, 잇몸 보호 등 그 기능도 다양하다. 각각의 치약은 나름대로 차별화를 주장하지만 당신 눈에는 어떤가. 지금 당장 떠올릴 수 있을 만큼 차별화된 치약이 있었는가.

이 에피소드가 시사하는 바는 우리가 주장하는 차별화와 경쟁력이 현실적인지 늘 점검할 필요가 있다는 점이다. 신약 개발에는 다양한 이해관계자가 존재한다. 기술이전을 염두에 두고 있다면 기술이전 파트너사, 보험회사, 의사, 환자, 다른 경쟁사 등 다양한 이해관계자들에게 내가 주장하는 차별화가 과연 널리 받아들여질 것인지 살펴야 한다. 이를 위해 개발된 TPP가 정말 경쟁력이 있는지 다양한 이해관계자들과 논의하는 과정이 필요하다. 예를 들어, 가장 대표적인 것이 바로 의사, 과학자들로 구성된 과학자문기구 Scientific Advisory Board가 될 수 있다.

임상단계 TPP의 활용과
임상개발계획 Clinical Development Plan

임상개발계획 Clinical Development Plan, CDP이란, TPP를 기준으로 개발단계별 임상시험의 목표, 순서와 규모 등을 기획하는 문서로 전체 임상개발 전략을 총망라한 문서다.

TPP가 최종 목적지라면, CDP는 지도와 같은 역할을 한다. TPP를 달성하기 위한 임상 데이터를 효율적이고 신속하게 얻기 위

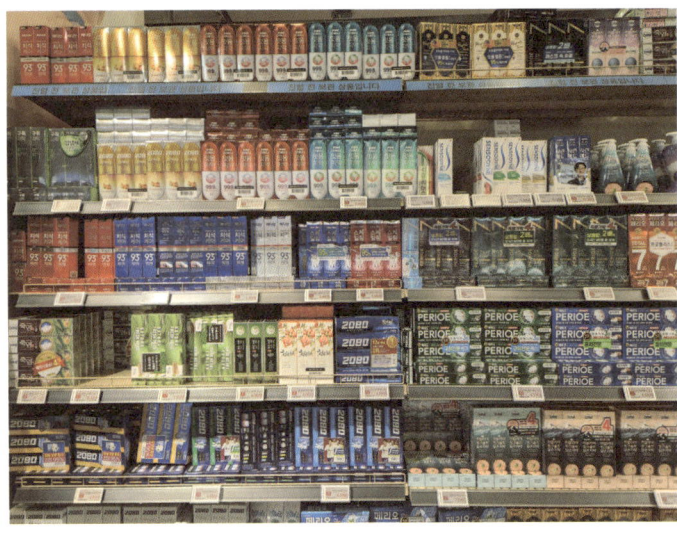

<그림 1> 마트에 진열된 치약들 - 어떻게 차별화할 것인가

<표 2> 임상개발계획(CDP) 개발 시 고려사항 예시

Target Product Profile	Base Profile	Optimal Profile	TPP 증명을 위한 CDP 수립 시 고려사항 예시
용량 및 투여경로	한 달에 한번 피하주사	두 달에 한번 피하주사	• 한 달에 한번, 두 달에 한번 피하주사를 비교할 것인지 여부 • 약동학(PK) 모델링 등을 통해 가장 최적의 투여 간격을 예측한 후 리스크가 적은 방향으로 개발할지 여부 • 수행한다면 언제, 몇 상 임상시험을 수행할 것인지 여부
효능	경쟁제품 B 대비 10% 효과 개선	경쟁제품 B 대비 30% 효과 개선	• 비교임상이 반드시 필요한가 여부 • 임상(phase), 시기 및 환자 수 등 • 우월성 증명에 사용될 지표 • 환자군 등

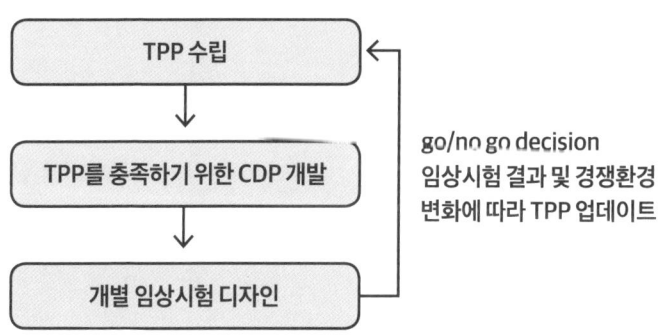

해 언제, 어디서, 어떻게, 어떤 임상을 수행해야 하는지 계획을 세우는 것, 즉 지름길을 찾는 것이 CDP다. <표 2>를 살펴보자. 단백질 신약 A의 경쟁력 있는 TPP를 수립했다면 개발 과정에서 적어도 최소 목표특성을 충족시킬 수 있는 데이터를 도출해내야만 한다. 즉 TPP를 충족시킬 수 있는 데이터를 도출할 임상설계가 뒤따라야 경

쟁력 있는 TPP가 의미를 가진다. 목적지가 변하면 경로가 변하듯이, TPP와 CDP는 유기적으로 연결돼 있다. TPP와 마찬가지로 CDP도 임상단계에 따라 진화하는 '살아 있는 문서living document'다. 경쟁력 있는 TPP와 이에 따른 CDP의 수립은 효과적인 임상개발을 가능하게 할 뿐 아니라 개발 과정 전체를 조망해 체계적으로 많은 임상적 근거를 도출할 수 있도록 도와준다.

임상시험 최소 리스트 :
CDP

실무적으로 CDP는 TPP의 최소 목표특성 이상을 보여주는 임상 결과를 도출하면서도 허가를 받기 위한 최소한의 요건을 갖추기 위해 필요한 임상시험 리스트라고도 할 수 있다. 좀 더 구체적으로는 개발 의약품의 개발 근거, 상업적·과학적 근거, 임상전략, 임상시험 요약(환자군·환자 수·목적·대조군·평가변수 등), 개별 임상시험 타임라인, 임상약 공급 계획, 임상개발 비용, 임상시험 수행국가, 위험 평가 및 위험방지 대책, 허가 전략, 규제기관과의 미팅 전략 등을 포함한다. 만약 생물의약품을 개발한다면 임상약의 제조품질관리Chemistry Manufacturing and Control, CMC와 관련해서도 면밀한 계획을 세워야 한다. 이처럼 CDP는 임상의 전략 수립과 수행의 두 가지 측면을 모두 아우른다.

신약 개발의
여정

신약 개발 과정은 목표 지점을 조금씩 수정하고 여러 번 지도를 다시 그려서 마침내 최종 목적지에 이르는 여정이다. 경쟁력 있는 TPP를 수립하고 그 목적지에 다다르는 지도인 CDP를 그려낼 수 있다면 우리는 신약 개발의 긴 시간 동안 절대 길을 잃지 않을 것이다. 그러기 위해서는 늘 동향을 살피고 쏟아지는 정보의 홍수 속에 더 많은 배움을 얻기 위한 노력을 게을리해서는 안 될 것이다. 부족하지만 모두가 방향을 잘 찾아가길 바라는 마음으로 쓴 이 글이 신약 개발의 여정에 서 계신 분들께 아주 조그마한 도움이라도 되기를 소망해본다.

2장 — 최신 임상 설계 트렌드

키트루다 사례로 본 심리스·적응형 임상시험

코로나19 백신 개발은 팬데믹 속에서 일궈낸 쾌거다.
10년 이상 걸리는 신약 및 백신 개발 기간을 평균
11.3개월(화이자·모더나·아스트라제네카)로 단축해냈다.
비슷한 사례가 항암제 분야에서도 있었다.
바로 키트루다®(펨브롤리주맙)의 사례다.
키트루다®의 임상개발 스토리를 자세히 들여다보고
앞으로 나아갈 방향을 모색해 보자.

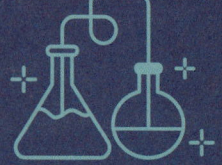

우리가 알고 있는 임상 1상, 2상, 3상, 4상 등은 1960년대 초 미국 식품의약국^{FDA}에서 나온 개념이다. 각각의 임상시험이 순차적으로 실시된다는 점을 강조한다. 근래에는 임상시험의 순서가 아닌 각 시험에서 달성하고자 하는 목적을 강조하는 의미로 임상약리시험, 치료적 탐색 임상시험, 치료적 확증 임상시험, 치료적 사용 임상시험으로 부른다. 이때 각각의 임상시험은 서로 다른 목적을 가지며 2상, 3상에 이를수록 점차 많은 수의 환자가 임상시험약을 투여받게 된다<표 1>.

진화하는 임상설계

제약산업은 그 어떤 산업보다 경쟁이 치열하다. 특허가 만료되면 반값도 안 되는 제네릭의약품 또는 바이오시밀러가 쏟아진다.

<표 1> 전통적인 임상시험

	임상 1상 임상약리시험	임상 2상 치료적 탐색 임상시험	임상 3상 치료적 확증 임상시험	임상 4상 치료적 사용 임상시험
임상시험 대상자	20~100명의 건강인, 항암제 등 건강인을 대상으로 하기 어려운 경우에는 환자	비교적 엄격한 선정기준에 의해 모집된 수백 명의 환자	300~3000명의 환자	수천 명의 환자
목적	안전성 및 내약성 평가, 용량 선정 약동학적 (PharmacoKinetic) 약력학적 (PharmacoDynamic) 특성에 대한 평가	안전성과 유효성에 대한 예비 평가	안전성과 유효성에 대한 확증	품목허가 후 사용경험 확보
소요시간	수개월	수개월~2년	1~4년	
성공률	70%	33%	25~30%	-

이런 현실을 감안하면 신약 개발사 입장에선 신약의 안전성과 유효성을 증명하기 위한 임상 데이터를 '제대로' 그리고 '빠르게' 확보해야 한다.

전통적인 임상시험은 각각의 독립된 임상시험standalone trial이 한 가지 또는 두 가지의 주요 목적을 입증하기 위해 수행된다. 예를 들어, 1상은 안전성 평가, 2상은 유효성 평가를 목표로 하는 방식이다. 큰 틀에서는 1상, 2상 그리고 3상의 순서대로 진행되지만, 2상 시험을 진행하는 중에 초기에 이미 수행한 1상 임상시험과는 다른 목적을 가진 또 다른 1상 시험이 수행되기도 한다. 예를 들어 1상에서 대략적인 용량을 파악한 후 2상 임상시험에 진입했는데, 진행 중인 2상 임상시험과는 별개로 약물 상호작용 등을 평가하기 위한

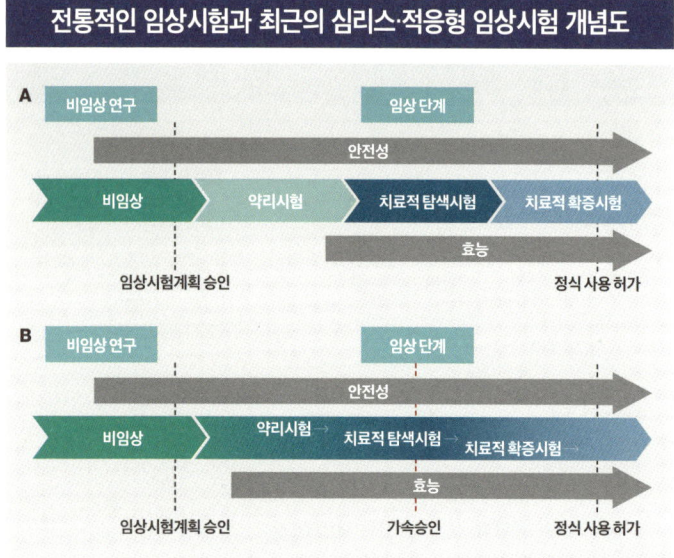

전통적인 임상시험과 최근의 심리스·적응형 임상시험 개념도

자료 Theoret et al., Clin Cancer Res, 2015

임상시험의 패러다임은 개발에 소요되는 시간을 단축하고, 실패 요인을 최소화하는 방향으로 진화하고 있다.

1상 임상시험을 추가로 수행하기도 한다.

통상 임상시험의 단계phase에 따라 수 개월에서 수 년이 소요된다. 임상 자체에 소요되는 시간에 더해, 1상이 끝나면 2상을 준비하고 2상이 끝나면 3상을 준비하는 데 걸리는 시간과 비용도 만만치 않다. 결국 이처럼 단계별로 임상을 진행하다 보면, 임상시험을 시작하고 나서 평균적으로 10여 년 후에나 품목허가를 받을 수 있다는 계산이 나온다. 이뿐만이 아니다. 비교적 엄격한 선정 기준을 충족하는 환자를 모집하는 2상 임상시험에서 효능을 보이다가 좀 더 넓은 범위의 환자를 모집하는 3상 임상시험에서 효능을 보이지 않는 경우도 허다하다.

그러므로 임상시험의 패러다임은 ①개발에 소요되는 시간을 단축하고 ②실패 요인을 최소화하기 위한 방향으로 진화해왔다. 그렇다면 '어떻게' 개발시간을 단축하고 실패 요인을 최소화할 수 있을까? 첫째, 개발시간 단축을 위해서는 임상시험을 최소화하는 전략을 택할 수 있다. 예를 들면, 어떤 신약을 개발할 때 전통적 방식으로 5개의 임상시험이 필요하다고 가정해봤을 때 이를 2개의 임상시험만으로 끝낼 수 있는 방안을 모색하는 것이다. 둘째, 후기 단계에서 실패 요인을 최소화하기 위해서는 최대한 많은 정보를 '초기에' 얻는 것이 중요하다. 전통적인 방식으로 진행했을 경우 5년 후에나 얻을 만한 정보를 2년 이내에 얻어내는 식이다.

이런 관점에서 최근의 트렌드는 하나의 임상시험 안에서 여러 가지 목적을 입증하는 것이다. 전통적인 임상개발 시 각각의 독립된 임상시험에서 한두 가지 목적을 입증한 것과는 완전히 다른 개념이다. 하나의 임상시험에서 용량도 선정하고(전통적인 1상 임상시험의 목적) 치료효과도 평가(전통적인 2상 임상시험의 목적)한다. 투여간격 설정, 바이오마커 발굴 등 다른 목적을 더 추가할 수도 있다. 이 과정에서 1상, 2상, 3상의 경계가 사실상 사라지기 때문에 이를 '심리스 seamless 임상시험'이라고 부른다.

뿐만 아니라 최근의 임상시험은 대부분 적응형 adaptive 설계를 채택한다. 임상시험에서 가장 중요한 개념 중 하나는 바로 임상시험을 진행하기 전 '미리 설계한 대로' 임상시험을 진행해야 한다는 점이다. 임상 결과가 마음에 들지 않는다고 해서 임상 설계를 중간에 변경하면 결과의 신빙성이 떨어지기 때문이다. 따라서 통상 약의 용량, 투여 방법, 환자군 등은 고정되어 있고 임상이 완료될 때까지 이를 지켜야 한다. 또한 미리 지정한 설계대로 임상시험이 모두 진행되고 종료된 이후에 데이터가 분석된다.

그러나 '적응형' 설계 기법에서는 지속적으로 축적되는 자료에 근거해 미리 지정한 임상설계 요소들의 변경을 인정한다. 특히 <그림 1>과 같이, 임상이 종료된 이후가 아닌 중간중간 적절한 시점에 약물의 반응을 평가한 다음 임상설계의 일부를 변경할 수 있다. 즉 어느 정도 '유연성 flexibility'을 허용하는 디자인이다. 임상을 진행하는 중간중간 임상 결과를 검토하고, 그에 맞게 임상 설계를 변경

<그림 1> 전통적 임상 설계와 적응형 임상 설계의 차이

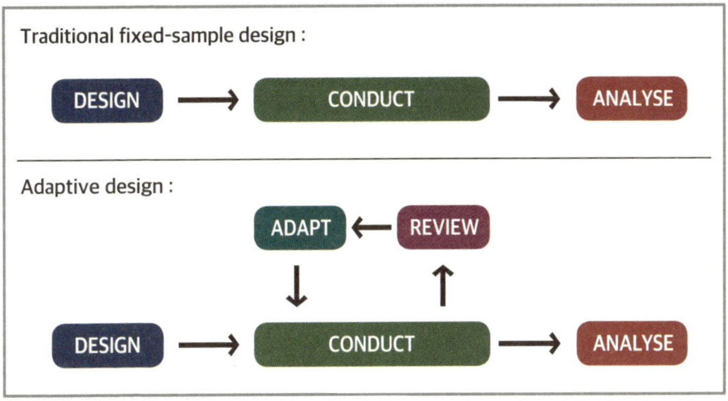

Traditional fixed-sample design :
DESIGN → CONDUCT → ANALYSE

Adaptive design :
ADAPT ← REVIEW
↓ ↑
DESIGN → CONDUCT → ANALYSE

자료 Pallmann et al., BMC Medicine 2018

하는 것이 가능하다. 대표적으로는 특정 기준을 충족시킬 때 환자 수를 늘리거나 줄이는 형태의 적응형 설계 기법이 많이 사용된다.

항암제 A 개발을 위한 2상 임상시험을 설계한다고 가정해 보자. 전통적 설계 기법의 경우, 충분한 약효를 보이기 위해 100명의 폐암 환자에서 얼마나 암의 크기가 감소하는지를 관찰한다. 이 경우, 통상적으로 100명의 치료가 모두 종료된 후 마지막에 한꺼번에 분석을 진행한다. 적응형 임상시험에서는 20명을 먼저 등록해 효과를 보고, 효과가 좋으면 40명까지 등록, 40명의 효과를 분석해 보았을 때 효과가 좋으면 100명까지 등록하는 식으로 중간중간 '데이터 검토'와 '설계 변경(이번 예시의 경우 환자수)'의 요소가 들어간다.

이와 같은 심리스·적응형 임상시험의 가장 큰 장점은 효율적이고 신속한 임상개발이 가능하다는 것이다. 여러 개의 목적을 하나의 임상시험에서 증명하니 당연한 결과다. 신약 개발 과정에서 정보가 충분히 제공돼 상황을 충분히 이해하고 의사결정을 내릴 수 있는 숙의informed decision가 가능하다는 것도 장점이다. 전통적인 임상시험은 정보가 각 임상에서 조각조각 얻어지는 데 반해 심리스·적응형 임상시험에서는 조기에 많은 정보를 얻어 상황을 충분히 이해하고 유연하게 대처할 수 있다. 결론적으로는 후기 개발 단계의 실패 요인을 초기 개발 단계에서 신속히 얻어냄으로써 임상개발 성공률을 높이는 데 기여할 수 있다.

물론 장점만 있는 것은 아니다. 임상시험 설계가 끊임없이 바뀌다 보니 임상시험의 복잡성이 증가할 수 있다. 이 때문에 내외부적 임상시험 관리 역량이 필수적으로 요구된다. 약물의 안전성과 약효가 충분히 밝혀지지 않은 초기 개발 단계에서 많은 환자에게 약제가 투약되다 보니 안전성 관리 역량 역시 필수다. 또한 중간중간 결과를 잘못 해석하는 경우 오히려 비효율적으로 개발이 진행되기도 한다.

이와 같은 심리스·적응형 임상시험이 가장 적극적으로 도입되고 있는 곳은 항암제 분야다. 암이라는 질환이 여전히 불치병에 가깝다 보니 효율성을 극대화한 임상개발이 절실한 까닭이다.

이를 방증하듯 FDA는 신속한 항암제 개발을 위해 첫 임상시험에서 확장 코호트를 적절히 활용할 수 있도록 가이던스Guidance for Industry(Expansion Cohorts: Use in First-In-Human Clinical Trials to Expedite Development of Oncology Drugs and Biologics, March 2022)를 제공하기도 한다. 항암제 분야를 뒤따라 다른 치료 영역의 임상시험들도 점차 효율화를 추구하며 심

리스·적응형 임상시험의 개념을 활발히 도입하고 있다.

키트루다 임상 KEYNOTE-001
설계 사례

심리스·적응형 임상시험의 가장 대표적인 사례로 꼽히는 임상이 바로 키트루다의 첫 번째 first-in-human 임상시험인 KEYNOTE-001이다. 이 임상은 여러 번 임상설계를 변경해 최종적으로 1235명의 고형암 환자를 등록했는데 키트루다는 이 임상을 통해 임상개발이 시작된 지 불과 3년 6개월 만에 첫 품목허가를 받았다. 지금도 어려운 일인데 당시가 2010년대였음을 고려하면 더욱 놀랍다. 키트루다가 처음 임상시험계획 IND을 제출한 2010년으로 돌아가보자.

지금과 달리 당시는 면역항암제 개발이 막 시작되던 시기였다. 흑색종과 비소세포폐암 모두에서 새로운 치료제 개발이 절실했다. 일부 예후가 안 좋은 흑색종 및 비소세포폐암 암세포에서 PD-L1 발현이 확인되고 면역세포에 발현한 PD-1과 PD-L1의 상호작용으로 인해 면역세포 탈진이 유도됨이 확인되면서 PD-1 항체인 키트루다 개발에 대한 기대감이 고조됐다. 실제로, PD-1 항체인 키트루다는 PD-1/PD-L1 상호작용을 억제함으로써 항암 면역세포를 활성화시킴이 확인됐고 여러 동물모델에서 키트루다의 항암 활성이 증명됨에 따라 2011년 1월 KEYNOTE-001 임상시험이 시작됐다<표 2>.

KEYNOTE-001 IND가 제출될 당시, 처음 계획된 환자 수는 32명이었다. 전형적인 1상 임상 설계였다. 코호트 A에서는 용량을 올려가며 최대 18명의 고형암 환자에서 키트루다의 용량제한독성

<표 2> KEYNOTE-001 임상시험

임상시험계획	총 환자 수	코호트	목적
KEYNOTE-001 IND 제출 시 초기 디자인	32명	Cohort A (18명)	진행성 고형암 환자에서 펨브롤리주맙 세 개 용량 수준 증량을 통한 최적용량 선정
		Cohort B (14명)	흑색종 및 신장암 환자에서 펨브롤리주맙의 최대내약용량(MTD) 확인 및 예비 항암활성 평가

임상시험계획 변경/날짜	총 환자 수	변경 사유	코호트	목적
임상시험계획 변경 1 / 2011년 2월 9일	32명	FDA 코멘트		• 용량제한독성 기준 변경
임상시험계획 변경 2 / 2011년 9월 12일	84명	환자수 증가	Cohort B1 (66명)	• 신장암 제외 • 흑색종 환자 중 이전에 이필리무맙 치료 경험이 있는 환자를 포함하여 RP2D에서 항암활성 평가
임상시험계획 변경 3 / 2012년 3월 2일	181명	코호트 추가	Cohort A1 (6명)	• RP2D에서 약력학적 특성 확인
			Cohort A2 (6명)	• 적절한 투약 일정(예: 2주 간격, 3주 간격 등) 선정
		환자 수 증가	Cohort B1 (116명)	• 흑색종 환자 중 이전에 이필리무맙 치료 경험이 있는 환자를 포함하여 RP2D에서 항암활성 평가
		코호트 추가	Cohort C (35명)	• 비소세포폐암 환자에서 안전성, 내약성 및 예비 항암활성 평가
임상시험계획 변경 4 / 2012년 4월 5일	181명	안전성		• FDA 권고에 따라 Grade 2 이상의 약과 관련된 비혈액학적 독성 발생하는 경우 약물 투약을 중단하는 것으로 변경
임상시험계획 변경 5 / 2012년 8월 13일	441명	코호트 추가	Cohort B2 (60명)	• 무작위 배정(randomization) • 이필리무맙 불응성 흑색종 환자에서 2 mg/kg 또는 10 mg/kg 펨브롤리주맙(3주 간격 투약) 항암활성 비교/평가

임상시험계획 변경/날짜	총 환자 수	변경 사유	코호트	목적
임상시험계획 변경 5 / 2012년 8월 13일			Cohort D (88명)	• 무작위 배정(randomization) • 이필리무맙 치료 경험이 없는 흑색종 환자에서 2 mg/kg 또는 10 mg/kg 펨브롤리주맙(3주 간격 투약) 항암활성 비교/평가
			Cohort E (112명)	• 비소세포폐암에서 화학항암제와 펨브롤리주맙 병용요법의 안전성, 내약성 및 예비 항암활성 평가
임상시험계획 변경 6 / 2012년 11월 20일	695명	환자 수 134명 증가	Cohort B2 (160명)	• 무작위 배정(randomization) • 항암활성을 명확히 확인하기 위해 흑색종 환자 수 증가
			Cohort E (146명)	• 비소세포폐암에서 화학항암제와 펨브롤리주맙 병용요법 시 펨브롤리주맙 3개 용량 평가 • 화학항암제와 펨브롤리주맙 병용요법을 1차 치료요법으로 제한
		코호트 추가	Cohort F (120명)	• 무작위 배정(randomization) • 비소세포폐암 환자에서 펨브롤리수닙 2개 용량의 항암활성 비교/평가 • 바이오마커(PD-L1 발현량)와 항암활성의 연관성 평가
임상시험계획 변경 7 / 2013년 3월 29일	1049명	코호트 추가	Cohort B3 (230명)	• 무작위 배정(randomization) • 이필리무맙 치료 경험과 상관없이 흑색종 환자에서 10 mg/kg 펨브롤리주맙을 2주 간격 또는 3주 간격 항암활성 비교/평가
		코호트 삭제	Cohort E	• 별도의 임상시험 진행을 권고한 FDA 의견에 따라 삭제
		코호트 세분화 및 환자 수 270명 증가	Cohort F (390명)	• 치료 경험이 없거나 1차 이상 치료를 실패한 비소세포폐암에서 펨브롤리주맙 항암활성 평가
임상시험계획 변경 8 / 2013년 8월 2일	1067명	환자 수 20명 증가	Cohort F (410명)	• 1차 이상 치료를 실패한 비소세포폐암 환자 중 PD-L1 발현하지 않는 환자군 추가

자료 Theoret et al., Clin Cancer Res, 2015, 펨브롤리주맙 FDA 허가 자료

DLTs을 관찰하고 약동학적PK/약력학적PD 특성을 확인해 적절한 2상 임상용량RP2D을 찾고, 이후 코호트 B에서 흑색종과 신장암 환자를 각각 7명씩 등록해 항암 활성을 확인하는 디자인이었다.

    <표 2>의 날짜와 내용을 맞춰가며 자세히 살펴보자. 실제 환자 등록이 시작된 것은 2011년 4월 27일. 5개월이 지난 2011년 9월, 코호트 B1의 환자 수가 당초 계획했던 14명에서 66명으로 변경되고 흑색종과 신장암 환자를 등록하는 설계에서 흑색종만 등록하는 것으로 변경됐다. 얼마 지나지 않은 2012년 3월, 또 설계가 변경됐다. 이번에는 코호트 B1의 환자 수가 116명까지 늘어나면서, 코호트 A에 12명의 환자를 더 모집하고(A1 6명, A2 6명) 비소세포폐암 코호트 C(35명)도 추가됐다. 1년여 만에 임상시험계획서가 3번이나 크게 변경된 것이다. 1상 결과를 바탕으로 2상 임상시험을 추가해 바로 진행하는 전형적인 심리스·적응형 임상시험이다.

    그럼 초기 단계에서 어떤 데이터를 얻었는지 살펴보자. 먼저, 코호트 A는 모든 고형암 환자를 등록한 파트였는데 처음 계획됐던 18명에 더해 이후 추가한 12명, 총 30명의 진행성 고형암 환자를 대상으로 진행됐다. 실제 임상을 수행하면서 계획된 환자 수와 실제 등록된 환자 수는 약간 다를 수 있으므로 최종적으로 보고된 결과의 환자 수는 계획됐던 환자 수와 차이가 있을 수 있음을 고려하자. 코호트 A에서는 각 용량증량 코호트에서 1mg/kg(4명), 3mg/kg(3명), 10mg/kg(3명) 키트루다를 2주마다 투약했고, 코호트 A1에서는 최고 용량인 10mg/kg을 추가 7명에게 더 투약해 안전성, 내약성 및 약동/약력학적 특성을 확인했다. 이후 코호트 A2에서는 총 13명의 환자가 등록됐는데, 투약 간격을 2주에서 3주로 늘려 각

최신 임상 설계 트렌드

<그림 2> KEYNOTE-001 심리스·적응형 임상시험 사례

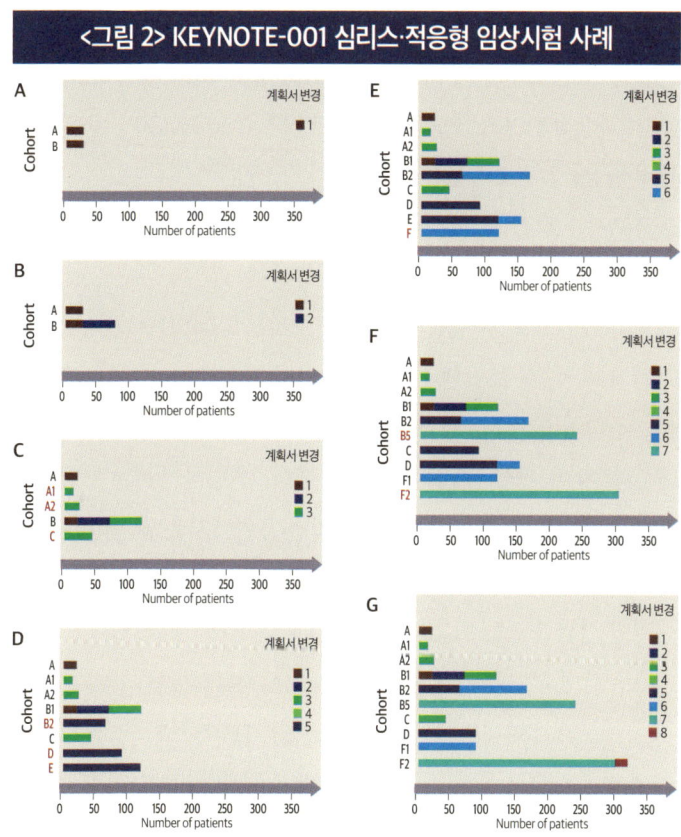

자료 Theoret et al., Clin Cancer Res, 2015

각 2mg/kg(7명) 또는 10mg/kg(6명)의 키트루다를 투약했다. 이 임상에서 용량제한독성은 발생하지 않았고, 결과적으로 최대내약용량 Maximum Tolerated Dose, MTD을 결정할 수 없었다. 여러 종류의 다양한 고형암 환자가 서로 다른 용량을 투여받은 1상 임상시험임에도 불구하고, 상당히 고무적인 항암 활성이 확인됐다. 구체적으로는 완전관해 2명(흑색종, 메르켈 세포암), 부분관해 3명(모두 흑색종), 질병안정 10명(흑색종과 비소세포폐암을 포함한 10개 고형암종)이었다. 객관적 반응률$^{\text{Objective Response Rate, ORR}}$은 16.7%(30명 중 5명 객관적 반응), 질병조절률은 50%(30명 중 15명)에 이른다. 단일요법 결과로서는 정말 놀라운 결과가 아닐 수 없다.

30명의 소규모 임상이지만 이 임상에서 얻은 수확은 항암 활성 확인에만 그치지 않았다. 이 임상으로부터 MSD는 키트루다의 반감기가 약 14~22일에 이른다는 사실, 그리고 1mg/kg 용량부터 키트루다가 타깃인 PD-1을 충분히 점유^{occupy}하며 이 지속기간이 약 21일에 이른다는 사실 역시 확인했다. 더 나아가서는 모델링을 통해 키트루다의 활성이 1mg/kg 미만 용량에서는 없지만, 3주 간격 투약 시 2mg/kg 이상에서는 항암 활성이 충분함을 예측했다. 이러한 결과를 통해 이후에는 2mg/kg 3주 간격 투약, 또는 10mg/kg 3주 간격 투약을 기본으로 임상이 진행된다.

이뿐만이 아니다. 코호트 A가 진행되는 와중에 코호트 B가 동시에 진행되면서 설계 변경도 여러 번 거쳤다. 가장 먼저 설계됐던 코호트 B1은 당초 14명으로 계획됐지만 두 번의 설계 변경을 거쳐 2012년 3월에는 116명의 환자를 모집하는 것으로 변경됐다. 당시 흑색종은 면역항암제인 이필리무맙이 표준치료제로 자리 잡고 있었는데, 이필리무맙 치료에 실패한 환자들은 미충족 의료 수요가 매우 큰 환자군으로 이 환자군을 포함해 임상이 진행됐다. 이렇게 이필리무맙 치료 경험이 있거나 없는 환자군 모두를 포함해 2mg/kg과 10mg/kg 용량의 펨브롤리주맙을 2주 간격 또는 3주 간격으로 투약해 최적 용량 및 투약 일정을 평가했다. 실제로는 계획보다 약간 많은 135명의 환자가 펨브롤리주맙을 투여받았는데 이때 객관적 반응률ORR은 38%이었고 이전에 이필리무맙을 투여받은 경우와 받지 않은 경우 ORR 차이는 없었다(2013년 3월 분석 결과). 이 결과는 FDA 혁신신약 지정으로 이어졌고 MSD는 보다 공격적으로 흑색종 임상을 확장해갔다. 이 혁신신약 지정은 FDA가 항암제 분야에서 첫 번째로 지정한 혁신신약이었다.

이후 2012년 8월 다섯 번째 계획서 변경에도 굵직한 변경이 있었다. 새로운 코호트 B2가 추가됐는데 이필리무맙 치료에 불응하는 흑색종 환자 60명을 대상으로 했다. 주목할 만한 것은 코호트 B2가 무작위 배정randomization으로 설계되었다는 점이다. 이 코호트에 등록된 환자들은 2mg/kg 또는 10mg/kg 펨브롤리주맙을 무작위로 배정받고 3주 간격으로 투약받았다. 무작위 배정은 임상시험에서 어쩔 수 없이 발생하는 치우침bias과 오류의 확률을 최소화해 결과의 타당성을 확보하기 위한 기법이다. 코호트 B2는 최종적으로 총 160명까지 환자 수가 증가됐고, 2mg/kg과 10mg/kg 모두에서 ORR은 동일하게 26%로 보고됐다. 2mg/kg과 10mg/kg이 동일한 항암 활성을 가진 것으로 평가돼 최적 용량은 2mg/kg으로 결정됐다. 이는 2014년 펨브롤리주맙이 첫 가속승인을 받는 핵심 결과가 된다. 다섯 번째 변경에서 새로운 코호트 D와 E가 추가됐다. 코호트 D는 이필리무맙 치료 경험이 없는 흑색종 환자를 대상으로 한 무작위 배정(2mg/kg 또는 10mg/kg, 3주 간격 투약) 시험, 코호트 E는 112명의 비소세포폐암 환자를 대상으로 한 코호트다.

2012년 11월에 여섯 번째 계획서 변경이 이뤄졌다. 이번에는 코호트 B2 환자 수가 160명으로, 코호트 E는 146명으로 증가됐다.

새로운 코호트 F에는 120명의 비소세포폐암 환자가 추가됐다. 놀랍게도, 4개월 후인 2013년 3월에 또다시 계획서가 변경된다. 코호트 B3가 추가되면서 이필리무맙 치료 경험이 있거나 없는 환자 230명에서 10mg/kg 펨브롤리주맙을 2주 간격 또는 3주 간격으로 무작위 배정하여 비교하는 코호트다. 이 변경에서 코호트 E는 삭제됐다. 비소세포폐암에서 화학항암제와 펨브롤리주맙을 병용하는 코호트였는데, FDA가 해당 코호트는 별도의 임상시험을 진행하라고 한 이유에서다. 대신 120명 환자를 대상으로 하던 코호트 F의 환자 수가 270명으로 증가했다. 마지막 변경인 여덟 번째 계획서 변경에서는 바이오마커를 발현하지 않는 환자군 20명이 코호트F에 추가됐다.

코호트 B1, B2, B3 및 D를 모두 합쳐 분석했을 때 펨브롤리주맙을 투여받은 흑색종 환자 655명에서 ORR은 33%였고, 12개월 무진행생존기간 PFS은 35%, 전체생존기간중간값 median OS은 23개월로 ORR 측면에서 이필리무맙 대비 더 나은 효능을 보였을 뿐만 아니라 약효가 장시간 지속됨이 임상적으로 증명됐다.

종합적으로 살펴보면, 초반에 32명으로 계획됐던 임상시험은 2년 6개월, 즉 30개월 동안 8번 변경되면서 1000명이 넘는 환자를 등록하는 대규모 임상으로 변경됐다. 평균 3~4개월에 한 번씩 임상 계획이 변경된 셈이다. 놀라운 것은 MSD가 임상시험계획만 변경한 것이 아니라는 사실이다. 이 짧은 기간에 MSD는 다양한 허가기관과의 소통, 즉 1상 후 미팅 end-of-phase 1 미팅, 2상 후 미팅 end-of-phase 2 미팅 등도 진행해 FDA의 의견을 경청했다. 임상 중에 도출되는 다양한 데이터를 분석해 민첩하게 임상시험계획을 변경하

이 임상이 진행된 경과를 가만히 살펴보면 매우 복잡해 보이지만 본질적으로는 현재 획득한 데이터를 기반으로 새로운 가설을 세우고, 이를 과학적으로 입증하고 통계적으로 검정하는 과정의 반복이다.

고, 이를 허가기관과 논의해 실제 적용한 결과는 어땠을까. MSD는 이 임상을 통해 흑색종과 비소세포폐암, 그리고 PD-L1 동반진단법까지 승인받는 쾌거를 이뤄냈다. 2023년 현재까지, 키트루다는 거의 대부분의 암종에서 승인받아 표준치료제로 자리 잡으며 종횡무진하고 있으며 MSD를 명실상부 최고의 면역항암제 개발사의 반열에 올려놓았다.

키트루다 사례로 본 우리의 방향성 :
Informed decision과 Agility

키트루다의 사례에서 볼 수 있듯 심리스·적응형 임상시험은 매우 복잡하다. 읽는 것조차 피곤할 지경이다. 이렇게 복잡한 임상시험을 진행하기 위해서는 임상설계, 임상수행, 데이터 관리, 통계, 안전성 관리 등 모든 측면에서 고도의 전문성이 필요하며 임상시험 중간중간 결과를 분석하고 이를 빠르게 적용하는 민첩성^{agility} 역시 필수다.

국내 현실을 돌아보면 임상 인력 자체가 부족할 뿐만 아니라 바이오텍의 경우 임상 인력은 고사하고 인력 자체가 충분치 않은 경우가 대다수다. 어찌 보면 방대한 심리스·적응형 임상시험은 '그림의 떡'처럼 느껴질 수도 있을 것이다.

그러나 매우 복잡해 보이는 이 임상이 진행된 경과를 가만히 살펴보면 본질적으로는 현재 획득한 데이터를 기반으로 새로운 가설을 세우고, 이를 과학적으로 입증하고 통계적으로 검정하는 과정의 반복이라는 것을 알 수 있다. 코호트가 끝날 때마다, 혹은 끝나기도 전에 각 환자군의 데이터를 나눠서 분석하고 서로 다른 용량의 결과들을 비교한다. 이와 동시에 종양 조직들을 면밀히 분석해 바이오마커들을 찾아내고 또 중개연구를 통해 기전을 밝혀내는 식이다.

결국 심리스·적응형 임상시험의 본질은 숙의informed decision와 민첩성에 있다고도 볼 수 있다. 사실 이 둘은 서로 연결되는 개념이다. 민첩하기 위해서는 ①조기에 많은 정보를 얻어 상황을 충분히 이해하고 논의한 뒤 ②빠르게 결정을 내려 불필요하거나 반복되는 일을 피해야만 하기 때문이다. 앞단에서 많은 정보를 얻을수록 뒷단에서 실패할 확률은 줄어들고 숙의가 가능해진다. 결과적으로 이러한 과정을 통해 개발기간을 단축하고, 후기 임상 단계의 실패를 최소화할 수 있는 것이다.

무엇보다 조기에 많은 정보를 얻고 이를 제대로 분석해내려면 조직 간 유기적 협력이 필수적이다. 연구, 임상, 통계, 데이터 분석, 바이오마커, 안전관리, 제조 및 생산 인력 등 신약 개발 인력이 하나가 돼야 한다. 특히 우리나라와 같이 인력이 부족한 신약 개발 현장이라면 유기적 협력을 바탕으로 한 숙의와 민첩성이 더욱 중요할 것이다.

임상시험 이름

이번 장에서는 KEYNOTE-001 임상시험에 대해 다뤘다. 그런데 문득 궁금하다. 왜 KEYNOTE-001 임상시험이라고 부르는 것일까? 통상 임상시험을 진행할 때 '키트루다의 1상 임상시험'이라 하지 않고 이름을 지어 부른다. 일반적으로 임상시험 이름은 신약 개발에 대한 의지, 노력, 헌신, 염원 등을 담고 약물의 이름이나 특성을 알기 쉽게 짓는다. 이와 같이 임상시험 이름을 지으면 쉽게 기억할 수 있어 일종의 마케팅 효과도 누릴 수 있다.

KEYNOTE는 '가장 핵심적인 것', '주요 주제', '중심 아이디어' 등을 의미한다. 키트루다KEYTRUDA에서 'KEY'를 차용해 키트루다를 연상시킬 뿐만 아니라 KEYNOTE라는 뜻을 떠올리며 키트루다가 항암 치료의 중심이 되고자 하는 염원을 담았다. 2023년 9월 23일 기준으로 ClinicalTrials.gov를 살펴보면 전 세계적으로 키트루다를 병용하는 임상시험은 2249개인데 이 중 KEYNOTE 임상시험은 10%도 되지 않는 159개에 불과하다. 즉 MSD가 직접 관여해 진행하는 키트루다 개발 프로그램의 일환으로 진행되는 임상시험만이 'KEYNOTE 임상시험'이라는 별칭을 얻는 것이다.

다른 임상시험 이름도 살펴보자. 암젠의 KRAS 표적치료제인 루마크라스의 임상 이름은 CodeBreaK다. CodeBreaK는 '비밀을 풀다', '암호를 풀다'는 의미. 즉 이 임상을 통해 KRAS의 비밀을 풀겠다는 암젠의 의지가 담겨 있다. 최근 다이이찌산쿄와 아스트라제네카가 개발한 엔허투의 임상은 DESTINY라는 이름을 붙였다. 엔허투의 성분명인 데룩스테칸Deruxtecan을 연상시키면서도 '운명', '운명의 힘'을 떠올리게 한다.

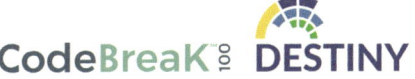

3장 — **임상시험 핵심 요소**

Back to Basic :
임상시험계획서와 임상 인력

임상시험이 진행되는 과정을 살펴보면 다양한 특성을 가진
서로 다른 악기가 연주자를 중심으로 일사불란하게
웅장한 화음을 연출해내는 오케스트라에 견줄 만하다.
분야를 달리하는 각 전문가들이 하나의 목표를 향해
달려가기 위해 가장 먼저 필요한 것은 잘 짜인 악보,
바로 임상시험계획서 Clinical Study Protocol다.
임상시험의 핵심 문서이자 임상을 제대로 이해하기 위한
열쇠가 되는 계획서와 이를 디자인하고 실행·관리하는
임상 인력에 대해 알아보기로 하자.

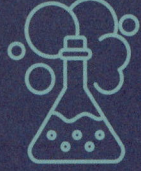

임상시험이라는 교향곡의 '악보', 임상시험계획서

'임상설계' 과정을 작곡에 비유한다면, 임상시험계획서는 영감을 통해 탄생한 악보다. 어떤 악기가 언제, 어떤 타이밍에 연주를 해야 하는지, 부드럽게, 날카롭게, 혹은 힘차게 소리를 내야 할지 구체적으로 기술돼 있는 악보와 같이 임상시험계획서에는 각 분야의 담당자들이 임상시험 수행 과정에서 해야 할 일들이 구체적으로 기술돼 있다.

하나의 임상시험과 관계된 인력은 허가기관, 의뢰자, 연구자, 임상시험수탁기관 Contract Research Organization, CRO에 환자들까지 포함하면 수백에서 수천 명에 이르는데 이들 모두가 하나의 악보, 즉 임상시험계획서에 기반해 임상을 진행하니 사실상 임상시험에서 가장 핵심 문서인 셈이다.

의약품 등의 안전에 관한 규칙에 따르면, 임상시험계획서란 임상시험의 배경이나 근거를 제공하기 위해 임상시험의 목적, 연구방법론, 통계적 고려사항, 관련 조직 등을 종합적으로 기술한 문서다. 임상시험의 형태와 단계 등에 따라 달라지긴 하지만 적게는 수십 장, 많게는 수백 장에 이르는 방대한 문서다.

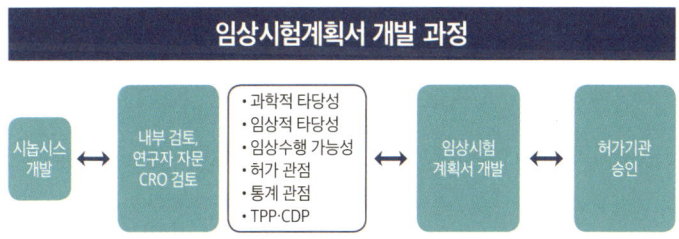

일반적으로 '임상시험을 준비한다'고 할 때 가장 먼저 하는 일이 계획서를 개발하는 일이며 임상시험계획서에 반드시 포함돼야 하는 내용은 <표 1>과 같다. <표 1>에 제시된 바와 같이 계획서는 임상시험 수행의 이론적 타당성, 유익성·위험성 평가, 시험의 목적, 임상시험 대상 환자군, 설계, 투약방법, 평가 절차부터 통계, 윤리적 고려사항 및 행정 절차까지 임상시험 전반에 이르는 모든 내용을 아우른다. 즉 이 문서 안에 해당 임상시험의 전략과 수행 절차 등 모든 내용이 녹아 있다.

실무적으로는 계획서가 워낙 방대한 문서다 보니 먼저 계획서의 주요 내용을 포함하는 요약 버전(시놉시스라고 부르기도 한다)을 개발하고 임상시험에 참여하는 여러 전문가, 즉 연구자 및 CRO 등과 논의를 통해 수정 및 보완해나간다. 이러한 과정을 충분히 거친 후 최종화된 시놉시스에 구체적으로 살을 붙여 나가면서 계획서를 완성하게 된다. 예전에는 시놉시스 개발부터 CRO에 위탁하여 진행하는 경우가 많았는데, 계획서 자체가 워낙 중요 문서이다 보니 최근에는 의뢰자가 직접 개발하는 경우도 늘어나고 있다. 여기서 끝이 아니다. 완성된 계획서는 허가기관과 임상시험윤리위원회 Institutional Review Board, IRB의 심사·검토를 받고 승인을 받아야만 실제 임상시험에 사용할 수 있다.

이렇게 중요한 문서인데 한번 완성하면 절대 변경이 불가능한 것일까. 초기에 개발된 계획서는 임상시험 수행 중간에 여러 번 변경할 수 있다. 앞장의 키트루다 사례에서 살펴봤듯, 적응형 adaptive 임상시험에서는 환자 수, 임상시험의 목적 등이 자유롭게 추가되거나 삭제되는 등 빈번하게 계획서가 변경된다. 변경을 진행하는 데는 다양한 이유가 있는데, 전체적인 적응증이나 시험 모집단이 바뀌는 등 전략적 방향성의 변경부터 시험절차 등이 실제 병원의 관행과는 잘 맞지 않는다거나, 또 사소하게는 오타 등도 수정할 수 있다.

초기에 계획서 개발 시 환자가 병원에 방문해 혈압을 재고, 심전도를 찍고 채혈을 하는 과정을 2시간 내에 진행하도록 했다고 가

<표 1> 임상시험계획서에 반드시 포함되어야 하는 내용

1. 시험의 제목, 단계, 계획서 식별번호 및 제개정이력 등	
2. 시험계획서 요약	
3. 서론	배경, 이론적 근거, 유익성/위험성 평가, 용량 설정 근거 등
4. 시험의 목적	1차목적, 2차목적, 탐색적 목적
5. 시험 모집단	대상자 수, 선정 기준, 제외 기준, 중도탈락 기준 등
6. 시험군 설계	시험기간, 시험군·대조군, 시험군 배정, 눈가림 및 시험 흐름도
7. 시험종료 및 조기중단 기준	
8. 임상시험용 의약품의 정보 및 관리	표시 및 포장, 투여경로, 투여방법, 보관조건, 출납관리, 회수 및 폐기 등
9. 시험의 방법 및 투약계획 등	투여 및 치료 일정, 병용약물, 투여금지 약물, 치료순응도 등
10. 시험 절차 및 평가	방문 일정, 시험일정표, 유효성·안전성 평가변수, 평가, 이상반응 보고 등
11. 자료분석 및 통계학적 고려사항	분석군, 통계 분석 방법, 판정 기준, 분석 시기, 대상자 수 설정 근거 등
12. 자료관리	기록, 수집, 접근, 보호 및 보관 등
13. 윤리적 고려사항 및 행정적 절차	임상시험관리기준 및 동의절차 등 규정, 윤리준수, 대상자 안전보호 대책, 결과 발표, 환자기록 비밀 유지, 품질 관리 및 신뢰성 보증 등
14. 임상시험 의뢰자의 정보, 시험책임자 성명 및 직책	
15. 그 밖에 임상시험을 안전하게 과학적으로 실시하기 위해 필요한 사항	

자료 의약품 등의 안전에 관한 규칙 제24조 2항 참고

정해보자. 실제 환자가 병원에 와서 절차를 진행하다 보니 2시간에 하는 것이 도저히 어려워 계획서 준수가 어렵다면 병원 절차에 맞게 충분한 시간을 확보할 수 있도록 계획서 변경이 필요하다.

이러한 변경 중 중대한 변경사항일 경우, 즉 시험의 목적 자체가 변경되거나 임상시험 대상자의 안전 또는 시험 결과의 신뢰성에 중대한 영향을 미칠 수 있는 변경을 진행하는 경우에는 또다시 허가기관과 임상시험윤리위원회[IRB]의 승인을 받아야만 해당 변경사항을 임상시험에 적용할 수 있다.

다시 <표 1>로 돌아가 임상시험계획서에 반드시 포함돼야 하는 내용 중 몇 가지에 대해 구체적으로 살펴보자. 계획서는 임상시험 진행 중 반드시 준수돼야 하므로 계획서에 포함되는 내용의 경중을 따지기는 어렵지만, 그중에서도 임상시험의 목적, 시험 모집단 및 설계 부분은 임상시험과 그 결과를 해석하고 이해하는 데 매우 중요하니 짚고 넘어가 보자.

① 시험의 목적 - 1차 목적과 2차 목적 [Primary·Secondary objective]

1차 목적은 해당 임상시험을 진행하는 가장 중요한 목적이다. 이 목적을 달성하기 위해 평가하는 지표를 1차 평가변수[primary endpoint]라고 한다. 1차 평가변수는 임상적 연관성이 가장 높고 목적을 달성하기 위해 적합한 것으로 보통 한 개로 정해진다. 통계적 가설 검정이 이루어지는 임상의 경우(통상 2상, 3상 임상시험) 1차 평가변수를 근거로 대상자 수[sample size] 산출이 이뤄진다. 1차 평가변수의 경우 원칙적으로는 임상변수[clinical endpoint]를 사용해야 하나 임상변수를 측정하기가 매우 어려운 경우 대리변수[surrogate endpoint]를 사용할 수 있다. 암 환자에서 암의 최종 결과는 사망이므로 약효를 정말 제대로 확인하기 위해서는 '사망률'을 측정해야 한다. 이때 질병 진행의 최종 결과, 즉 '사망률'은 임상변수라 한다. 그러나 환자가 사망하기까지 기간을 측정하는 것은 매우 어려운 일이다. 이에 임상변수를 '대리'하는 변수, 즉 대리변수로 '종양 크기'를 측정할 수 있다.

비만 환자를 대상으로 신약 A의 첫 번째 first-in-human 임상시험을 디자인한다고 생각해보자. 아직 사람에게 투여된 적이 없어 안전성과 내약성이 가장 궁금하다. 그렇다면 이 임상의 1차 목적은 신약 A의 안전성과 내약성을 평가하는 것이다. 이때 안전성과 내약성을 평가하는 평가변수로는 임상검사치, 이상반응 adverse event 사례 건수, 이상반응의 특성 파악 등이 될 수 있다. 이 임상의 경우 통계적 가설이 없으므로 환자 수는 경험적으로 수명에서 수십 명으로 정할 수 있다.

2차 목적은 1차 목적 이외에 추가로 확인하고자 하는 보조적인 목적이다. 초기 임상시험에서는 약동학 pharmacokinetics 또는 가능한 경우, 미리 약효의 경향성을 살펴볼 수 있도록 유효성 평가를 2차 목적으로 두기도 한다. 2차 목적을 달성하기 위한 평가변수들은 보통 여러 개로 정해진다. 이 역시 임상 결과를 해석함에 있어 중요한 역할을 한다. 그 외에도 탐색적 평가변수 exploratory endpoint 들은 약력학적 지표 등을 포함하며 채혈한 샘플에서 특정 단백질의 변화를 보는 것과 같이 투약 이후 체내에서 발생할 수 있는 다양한 변화를 탐색적으로 평가한다.

신약 A의 안전성과 내약성이 어느 정도 확인되고, 심지어는 초기 단계이지만 비만 환자에서 어느 정도 몸무게 감소가 확인됐다면 이를 좀 더 확실하게 평가하기 위한 후기 임상, 즉 2상 또는 3상 임상시험이 필요하다. 이러한 후기 임상에서 1차 평가변수는 임상의 성패를 가릴 수 있을 만큼 중요한 요소다. 후기 임상의 목적 자체가 1차 평가변수를 충족시키기 위함이기 때문이다. 이때, 관련 질환에서 잘 알려진 표준 변수를 선택해야 하며, 기존 연구 또는 이미 발표된 논문에서 얻어진 경험에 의해 뒷받침되는 믿을 만하고 정당화된 변수를 사용하는 것이 필요하다. 계획서에는 1차 평가변수를 선정한 근거가 구체적으로 기술되어야 한다.

비만 치료제로 개발 중인 신약 A의 경우 가장 직접적인 평가

<표 2> 비만 신약 A의 선정·제외 기준 예시

		선정기준	
		고려해야 할 사안들	참고
Target Product Profile (TPP)로부터 설정된 목표 환자군	비만인 시험대상자	BMI 기준을 무엇으로 할 것인가? 고혈압, 당뇨병, 고지혈증 등 대사질환을 가진 환자들을 포함시킬 것인가? 식이요법으로 체중감량이 되는 환자들을 포함시킬 것인가? 등	허가기관 또는 치료 가이드라인이 제시하는 기준, 타사 개발 현황 및 상업화 가능성 등
	임상검사치	어떤 임상검사치들을 포함시킬 것인가?	임상검사 정상수치 기전적 근거 또는 이미 발표된 결과를 바탕으로 포함시켜야 하는 검사치 등
		제외기준	
	췌장염을 앓았거나 가족력이 있는 환자	과거에 췌장염을 앓은 환자를 모두 제외할 것인지, 예를 들어 5년 이내 앓았던 환자들만 제외할 것인가?	기전적 근거 췌장염 과거력의 임상적 중요성 등

변수로 몸무게 변화를 들 수 있으므로 1차 평가변수는 몸무게 변화가 될 수 있다. 그러나 단순히 몸무게 변화가 아닌, 몸무게가 5% 이상 빠진 사람 수, 또는 10% 이상 감량한 사람 수 등을 평가변수로 둘 수도 있다. 여러 임상 기사를 읽다 보면 "1차 목적을 충족했다"라는 표현을 볼 수 있는데, 이는 임상을 시작하기 이전에 세운 가설, 예를 들어 "신약 A가 비만 치료제 B에 비해 체중감량 효과가 우월하다superiority 또는 비열등non-inferiority하다"는 통계학적 가설을 충족했음을 의미한다.

임상시험에서 1차 평가변수를 충족했다면 그 임상시험을 수행한 목적을 명백히 달성하고 임상적 효능을 보였다고 할 수 있다. 그러나 1차 평가변수를 충족하지 못했다면 어떨까. 보조적으로 설정한 2차 평가변수를 분석해서 나름의 의미를 보여주거나, 전체 환자군이 아닌 특정 환자군에서 1차 평가변수를 분석해 다음 단계로의 개발을 도모할 수 있다. 이러한 결과가 임상 성공과 실패를 완전히 단정하기는 어렵다고 본다. 다만, 1차 평가변수를 충족하지 못하는 것은 뼈아픈 결과다. 이처럼, 평가변수는 무엇보다도 신중하게 결정돼야 하는 매우 중요한 요소다.

② 시험모집단-선정·제외 기준 Inclusion·Exclusion Criteria

선정·제외 기준은 말 그대로, 어떤 환자가 이 임상시험에 선정되고 제외되는지를 구체적으로 기술한 것이다. 임상시험에 참여하고자 하는 대상자의 연령, 건강상태, 질병 진행상태, 특정 바이오마커 발현 여부, 임상시험용 의약품을 투여할 경우 위해가 될 수 있는 상황 등을 구체적으로 포함한다. 통상, 선정 기준을 모두 만족하고 제외 기준에 하나라도 해당되지 않아야만 임상시험에 참여할 수 있다. 선정 기준과 제외 기준은 모두 충분한 과학적·임상적 근거가 뒷받침돼야 하며 항목의 개수 제한은 없지만 선정 기준·제외 기준 각각 10개 이상인 경우가 일반적이다.

비만 신약 A의 3상 임상시험을 진행한다고 가정하면, 가장 기본적으로 생각해볼 수 있는 선정기준이 '비만 환자'다. 여기서부터 고민이 시작된다. 어떤 기준으로 비만 환자를 정의해야 할까. 시작점은 신약 A의 목표제품특성^{TPP}을 살펴보는 일이다. 목표제품특성에서 설정한 목표 환자군을 대변할 수 있도록 선정 기준이 수립돼야 한다는 의미다. 이에 더해 비만 환자 중 대다수를 차지하는 고혈압, 당뇨병, 고지혈증 등의 대사질환을 가진 환자들을 임상에 포함시킬 것인가, 식이요법으로 체중감량이 되는 환자들을 포함시킬 것인가 등 다양한 요소를 고려해야만 한다.

또한, 실제 허가기관 또는 치료 가이드라인이 제시하는 비만 기준도 살펴봐야 한다. 예를 들어 미국 비만학회는 체질량지수^{BMI}가 30 이상, BMI 27 이상이면서 고혈압·고지혈증과 같은 동반 질환을 가진 환자를 비만으로 정의한다. 이처럼 공신력 있는 가이드라인을 참고해 선정 기준을 설정한다.

제외 기준의 경우 어떤 환자가 특정 상태에 해당할 때 신약 A를 투여받는 것이 적절하지 않음을 기술한다. 예를 들어, 비슷한 기전을 가진 약물의 기존 임상 결과를 통해 비만약 A가 췌장염을 유발할 위험이 있는 것으로 의심된다고 치자. 그렇다면 기존에 췌장염을 앓았거나 가족력이 있는 환자들은 제외하는 것이 안전할 것이다. 여기서도 또 의문을 가져야 한다. 과거에 췌장염을 앓았다면 모두 제외할 것인지, 5년 혹은 10년과 같이 긴 시간 괜찮았다면 이들을 포함할 것인지 고민해야 한다. 실제로 엄격한 선정·제외 기준은 환자 등록을 지연시켜 결과적으로 임상에 소모되는 시간과 비용을 증가시킨다. 뿐만 아니라 좀 더 광범위한 환자군을 대표할 수 없으므로 다음 단계 임상시험에서 광범위한 환자군을 포함했을 때 실패할 위험도를 증가시킬 가능성도 있다.

따라서 다양한 경우의 수를 고려해 시험대상자가 불필요한 위험에 처하지 않으면서도 해당 약제가 목표로 하는 집단의 대표성을 가질 수 있도록 선정·제외 기준을 설정해야 한다. 실무적으로는 해당 환자를 직접 진료하는 연구진과 논의를 통해 선정·제외 기준에 기술한 환자군이 실제로 모집 가능한 환자군인지, 가능하다면 얼마나 빨리 환자를 모집할 수 있을 것인지 등도 감안한다.

③ 시험군 설계

임상시험에는 다양한 임상설계 방법론이 있다. 앞서 소개한 심리스seamless·적응형 임상 역시 다양한 임상 디자인 중 하나다.

우리가 기사에서 접하는 가장 흔한 디자인은 병행설계Parallel Group Design다. 이 설계에서는 임상시험 대상자가 2개 이상의 군 중 한 군에 배정된다. 예를 들면, 비만 신약 A의 10mg, 20mg, 30mg 중 가장 적합한 용량을 찾으려고 하는데 시험대상자들이 이 세 군 중 하나에 배정되는 것이다<그림 2>. 또 다른 예로, 비만 신약 A와 위약의 몸무게 감소 효과를 비교하고자 한다면 환자는 이 두 군 중 하나에 배정되는 것이다.

병행설계 임상을 설계하거나 결과를 분석함에 있어 가장 주의

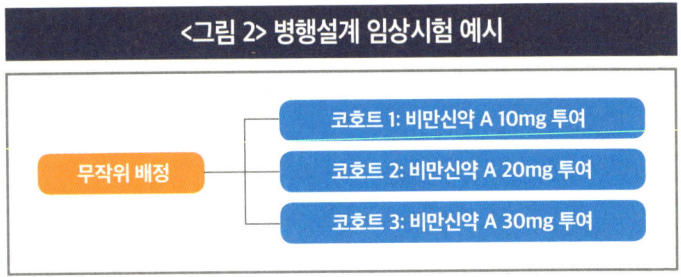

해야 할 것은 치우침bias이다. 즉 편견으로 인해 결과에 오류가 발생할 수 있는 것이다. 비만 신약 A 임상에 참여하고 있는 환자가 자신이 위약에 배정됐다는 것을 알고 있다고 생각하면 이해하기 쉽다. 이 환자는 더 이상 임상에 참여할 의욕이 없어져 임상시험 참여를 계속하지 않을 것이다. 반면 신약 A에 배정됐다는 사실을 알고 있는 또 다른 환자는 약의 효과와는 상관없이 평소보다 더 살이 잘 빠지는 것처럼 느낄 수 있다. 이로 인해 생활습관을 바꾸는 등 더 열심히 체중감량을 하는 선순환이 생긴다. 결국 위약군의 경우 중간에 임상시험을 중단하는 환자가 늘어나게 되고, 신약 A에 배정된 환자의 경우 약의 효과와는 무관한 다른 요소들로 인해 체중감량 효과가 과장된다. 결과적으로, 약의 효과를 정확히 평가한 데이터라고 보기가 어려워지는 것이다.

임상시험에서 치우침을 피하기 위한 방법에는 무작위 배정randomization, 눈가림blinding 및 다기관 임상multi-center 등이 있다.

무작위 배정randomization은 임상 중 발생할 수 있는 치우침을 최소화하기 위해 대상자를 확률의 원리에 따라 각 치료군에 배정한다. 즉 치료군에 배정될 때 무작위로 배정이 된다는 의미다. 눈가림^{blinding}이란 임상시험에 관여하는 사람 또는 부서 등이 대상자가 어떤 치료에 배정됐는지 알 수 없게 하는 절차다. 대상자만 눈가림 하는 경우(대상자 눈가림), 이중 눈가림(대상자와 연구자 둘 다 어떤 치료군에 배정됐는지 모르게 하는 것), 대상자, 연구자 그리고 임상시험 분석자까지 모두 눈가림하는 경우도 있다. 반대로 눈가림되지 않은 임상을 공개$^{open-label}$ 임상시험이라 한다. 대부분의 후기 임상은 병행설계, 이중 눈가림, 무작위 배정, 다기관 임상으로 진행된다.

대조군 설정

평행설계 임상시험에서 시험군과 비교할 목적으로 포함하는 군을 '대조군'이라 한다. 임상시험의 목적에 따라 위약 대조군$^{placebo\ control}$, 활성 대조군$^{active\ control}$, 과거 대조군$^{historical\ control}$ 등을 둘 수 있다.

대조군으로 위약을 사용하는 경우 윤리적 문제가 뒤따를 수 있다. 초기 비만 치료제 등 위약 효과$^{placebo\ effect}$가 예상되는 적응증에 한해 과학적으로 반드시 필요한 경우에만 사용된다. 위약 대조 임상의 경우 대상자 중에는 본인이 위약에 배정될 수도 있다는 사실을 알게 됨으로써 참여를 주저하게 돼 환자 모집이 어려워질 수도 있다. 과거 대조군은 주로 희귀암 개발에서 많이 사용된다. 환자 수가 너무 적어 활성 대조군을 사용할 수 없을 때, 기존에 알려진 임상 자료와 비교하는 것이다. 흔하게 사용되는 방법은 아니지만, 최근 고품질의 임상 데이터가 축적되고 데이터 과학이 발전하면서 임상에 소요되는 불필요한 시간과 비용을 줄이기 위해 과거 이미 축적된 임상 데이터를 활용하는 과거 대조군 사용을 활성화하기 위한

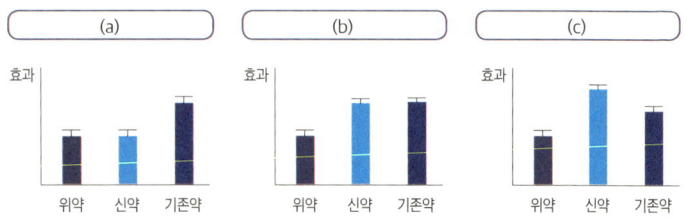

자료 임상시험 길잡이: 임상시험의 이해와 실행을 위한 기본 안내서(보건복지부, 한국보건산업진흥원)

노력이 활발히 진행되고 있다.

활성 대조군은 임상에서 가장 흔하게 사용되는 비교군으로, 현재 사용되고 있는 표준치료제를 비교 대상으로 한다. 표준치료제를 비교 대상으로 하는 경우 내가 개발하고 있는 약제가 우월함 superiority을 기대할 수 있을지, 나쁘지 않음 non-inferiority을 기대해야 하는지 냉철히 고민해봐야 한다. 위의 그래프와 같은 상황을 가정해보자.

만약 (a)와 같이 신약이 위약과 별다른 차이가 없고 기존 치료제보다 효과가 떨어지는 상황이라면 더 개발해야 할 이유가 없다. (b)와 같은 상황은 어떨까. 신약이 위약보다는 효과가 좋을 것으로 예상되지만 기존 약과 효과 측면에서 크게 차이가 없다면, 위약 대조 임상으로 우월성을 증명하거나, 활성 대조군 임상으로 비열등성을 증명해야 할 것이다. 실제로 임상개발을 하다보면 이러한 경우가 꽤 흔하다. 기존약 대비 약효 측면에서 '우월성'까지 보이지는 못하지만 다른 특성들을 개선해 차별화를 노린 약물들이다. 대표적으로 반감기를 늘려 투약 빈도를 줄인 약제들이 있다. 이들의 경우 기존 약에 비해 드라마틱한 약효의 증가가 없는 경우도 있지만,

투약 빈도 감소를 통해 차별화를 노린다. 이 경우, 기존약 대비 비열등성을, 위약 대비 우월성을 증명하는 임상 설계를 진행할 수 있다. (c)와 같이 신약이 위약·기존 치료제보다 월등히 효과가 좋은 경우라면 위약 대조군, 또는 활성 대조군 임상으로 우월성을 증명하면 된다.

내가 개발하고 있는 신약의 효과와 대조군의 효과 차이가 대상자 수 산출에 영향을 미친다. 비열등성을 임상으로 설계하는지, 또는 우월성 임상으로 설계하는지도 대상자 수 산출에 큰 영향을 미친다. 일반적으로, 예상되는 효과의 차이가 클수록 차이를 증명하기 위한 대상자 수는 감소한다. 이에 대한 방법론은 이 책의 8장에서 다룰 것이다.

악보에 맞춰 일사불란하게 움직이는 '연주자들', 임상 인력

이 장의 서론에 기술한 바와 같이, 임상시험을 수행하는 과정은 서로 다른 악기를 연주하는 연주자들이 하나가 돼 아름다운 선율을 만들어내는 오케스트라의 모습과 똑 닮았다. 때로는 임상시험을 종합예술이라고 부르기도 한다. 그만큼 복잡하고, 다양한 전문성이 한데 어우러져야만 임상이 제대로 수행될 수 있다는 의미를 내포한다.

계획서에 포함된 내용을 자세히 살펴보자. 위에서 언급한 임상시험의 목적, 시험 모집단 및 설계 관련된 내용 이외에도 방대한 내용이 포함돼 있음을 알 수 있다<표 1>. 이상반응 보고 등과 같은 약물 안전성 관리, 임상 데이터 관리, 통계 등도 성공적인 임상 진행을 위해 필수불가결한 요소다. 어느 하나라도 빠져서는 완전체가 될 수 없다.

실제로 많은 사람이 '임상은 CRO가 진행해주는 것 아닌가요'라고 반문한다. CRO는 분명 임상시험을 진행하는 데 없어서는 안 될 동반자다. 그러나 임상시험의 주체는 물질에 대해 가장 잘 아는 '의뢰자'다. 의뢰자의 노하우와 임상에 대한 경험치가 원활한 임상 전략 수립과 수행의 많은 부분을 좌지우지한다.

국내 제약사를 살펴보면, 대부분 임상 인력들이 분야별로 골고루 확보돼 있는 편이지만 바이오벤처의 경우 회사의 규모와 전략적 방향성에 따라 임상 유관부서 인력풀은 그야말로 천차만별이다. 제약사만큼 풍부한 임상 인력이 포진해 있는 바이오벤처가 있는가 하면 일당백으로 한 명이 모든 것을 관리하는 곳도 있다. 회사 내부에 충분한 인력이 있고 없고를 떠나 의뢰자는 서로 다른 전문성을 가진 인력들이 적재적소에 배치되고 전문성을 가진 임상 인력들이 악보에 맞춰 일사불란하게 움직일 수 있도록 지휘하는 지휘자가 되어야 할 것이다.

임상 관련 주요 기능과 역할

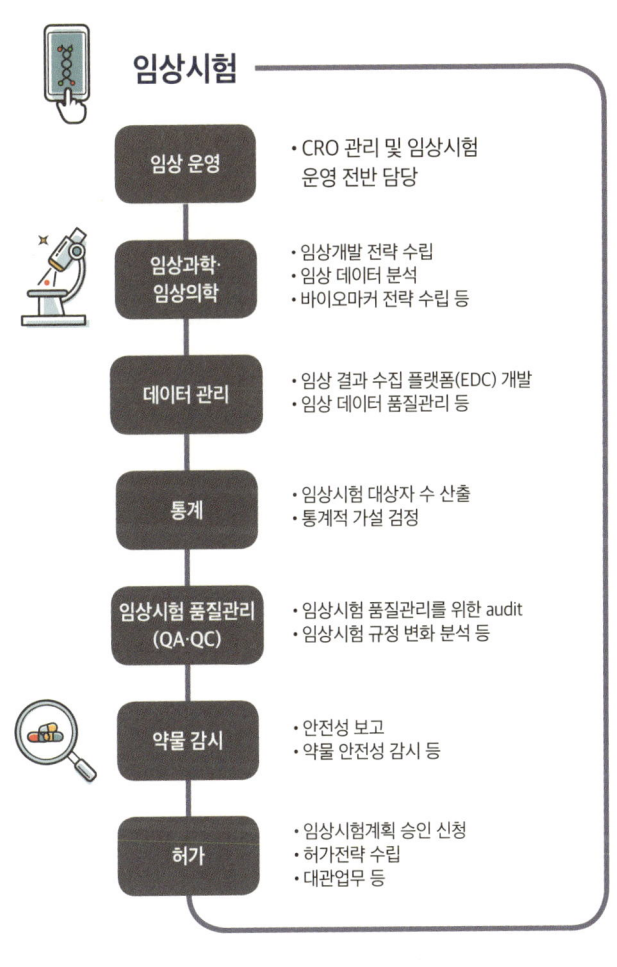

임상시험

- **임상 운영**
  - CRO 관리 및 임상시험 운영 전반 담당

- **임상과학·임상의학**
  - 임상개발 전략 수립
  - 임상 데이터 분석
  - 바이오마커 전략 수립 등

- **데이터 관리**
  - 임상 결과 수집 플랫폼(EDC) 개발
  - 임상 데이터 품질관리 등

- **통계**
  - 임상시험 대상자 수 산출
  - 통계적 가설 검정

- **임상시험 품질관리 (QA·QC)**
  - 임상시험 품질관리를 위한 audit
  - 임상시험 규정 변화 분석 등

- **약물 감시**
  - 안전성 보고
  - 약물 안전성 감시 등

- **허가**
  - 임상시험계획 승인 신청
  - 허가전략 수립
  - 대관업무 등

4장 — 임상시험 승패 요인 분석

임상시험 설계의 응용 : '신틸리맙' 케이스 스터디

지난 2022년 처음 열린 미국 식품의약국^{FDA}의 항암제자문위원회^{ODAC}에서 일라이릴리가 중국에서 개발한 '신틸리맙'의 미국 진출이 좌절됐다. 임상설계 측면에서 패착을 분석했다.

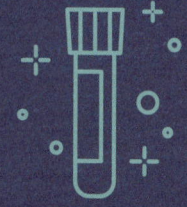

2022년 2월 업계의 뜨거운 관심을 받은 이벤트가 있었다. 바로 그해 처음 열린 미국 식품의약국^{FDA} 항암제자문위원회^{ODAC} 회의다. 회의에서는 원개발사인 중국 이노벤트바이오로직스와 글로벌 판권을 보유한 일라이릴리가 제출한 PD-1 항체 '신틸리맙'(중국 제품명 타이비트)의 승인 안건이 논의됐다. 중국에서 개발한 첫 저가 PD-1 면역항암제의 미국 진출이 과연 가능한지 결정되는 이벤트였다. 결론은 일단 '실패'였다. 14 대 1로 ODAC 위원의 의견이 갈리며 추가 임상이 필요하다는 권고가 나왔다. 임상이 중국 단일 국가에서 수행됐다는 점 때문에 미·중 무역갈등 등 정치적 변수가 영향을 줬다는 견해도 있지만, 임상설계의 측면에서 신틸리맙 사례를 이해해보고자 한다.

ORIENT-11 임상시험 디자인

먼저 ORIENT-11 임상시험이 어떻게 설계됐는지 이해할 필요가 있다. ORIENT-11 임상시험의 제목은 '진행성 또는 전이성 비소세포폐암에서 페메트렉시드와 백금^{platinum} 기반 화학요법 대비 페메트렉시드와 백금 기반 화학요법과 신틸리맙의 삼제요법의 효능을 평가하기 위한 무작위 배정, 대조, 이중 눈가림, 3상 임상시험'이다. 이 임상시험을 제대로 이해하기 위해 핵심적인 요소, 즉 무작위 배정, 대조, 이중 눈가림, 그리고 임상시험 평가변수에 대해 살펴보도록 하자.

① 무작위 배정^{randomization}

무작위 배정이란, 말 그대로 치료군과 대조군이 '무작위'로 할

당되는 것을 의미한다. ORIENT-11에 참여한 시험대상자는 무작위로 신틸리맙 병용요법 또는 화학요법에 2 대 1로 배정됐다. 무작위 배정은 임상시험에서 발생할 수 있는 치우침^{bias}을 최소화하고, 연구 결과에 영향을 미칠 수 있는 모든 변수를 통제하는 매우 중요한 기법이다. 임상시험에서 시험군과 대조군을 과학적으로 비교하기 위해서는 치료방법을 제외하고는 거의 동일한 기저 특성을 갖는 것이 필요한데, 이는 무작위 배정을 통해서만 가능하다.

그런데 단순히 무작위로 배정을 진행하는 경우 연구 결과에 매우 중요한 영향을 미칠 수 있는 인자가 시험군과 대조군에 골고루 할당되지 않을 수도 있다. 예컨대 폐암의 경우 여성의 생존율이 남성의 생존율보다 높은 것으로 보고돼 있다. 그런데 무작위 배정을 진행해 우연히 신틸리맙 병용요법군에 더 많은 여성 환자가 등록됐다면 신틸리맙 병용요법군에서 생존율이 더 높게 나왔다 하더라도 그 결과를 온전히 신뢰하기 어렵다. 따라서 이와 같이 연구에 중요한 영향을 미칠 수 있는 예후인자의 군 간 균형을 맞추기 위해 층화^{stratification}를 진행한다.

층화란 말 그대로 층을 나누는 것인데, 더 쉽게 말하면 비슷한 인자끼리 묶은 후 무작위 배정을 실시해 군 간 분포가 비슷해지도록 하는 것이다. 예를 들어 ORIENT-11 임상시험의 층화 요인으로는 ①성별 ②백금 기반 화학요법의 종류(시스플라틴 vs 카보플라틴) ③PD-L1 발현량이 있었다.

10명의 환자 중 여성 4명, 남성 6명이 있다고 치자. 이들을 1 대 1로 무작위 배정해서는 여성 환자와 남성 환자가 신틸리맙 병용요법군과 화학요법군에 골고루 들어가기 어렵다. 이때 여성은 여성끼

단순히 무작위로 배정을 진행하는 경우 연구 결과에 매우 중요한 영향을 미칠 수 있는 인자가 시험군과 대조군에 골고루 할당되지 않을 수도 있다.

리, 남성은 남성끼리 먼저 분류한 후 두 개의 군에 1 대 1 무작위 배정을 하면 각 시험군에 여성 2명, 남성 3명이 골고루 배정될 수 있다. 폐암에서 성별, 화학요법의 종류 및 PD-L1 발현량이 예후와 매우 중요하게 연관된 인자이므로 ORIENT-11 임상에서는 이 인자들을 층화한 뒤 무작위 배정이 실시됐다.

결론적으로 시험군과 대조군 간 기저 특성은 매우 고르게 분포됐다. 임상시험 결과를 해석하기에 앞서, 군 간 기저 특성에 차이가 없는지를 확인하는 것은 매우 중요하다.

② 대조 controlled **임상시험**

개발 초기 단계 약효의 개념증명 PoC 임상시험을 제외하고 대부분의 임상시험에서 표준은 RCT Randomized Controlled Trial다. 이때 'Controlled'는 말 그대로 '대조한다'는 의미로 RCT는 시험군과 대조군을 무작위 배정을 통해 비교하는 임상을 의미한다.

초기 임상시험 또는 희귀질환은 단일군으로 임상시험을 진행하기도 하는데 이러한 경우는 비교군이 없다. 비교군이 없다면 결과가 나온다고 해도 그 결과가 정말 좋은 것인지, 나쁜 것인지 정확히 알기가 매우 어렵다. 시험약의 효과가 매우 커서 비교군이 없더라도 과거의 데이터에 비해 치료효과를 충분히 입증할 수 있는 경우 단일군 임상시험 결과만으로도 가속승인 대상이 되기도 하지만 이런 사례는 매우 드물다.

대조군은 크게 ①치료효과가 입증된 표준치료제를 투약하는 '활성 대조군'과 ②위약을 투여하는 '위약 대조군'으로 나눌 수 있다. 윤리적 문제, 상업성 등을 고려해 많은 임상시험이 표준치료제와 신약의 효능을 비교하지만, 표준치료제가 없거나 또는 평가항목이 주관적이어서(예컨대 우울증) 위약만으로도 어느 정도 효과가 나타날 수 있는 경우 위약과도 비교가 가능하다.

ORIENT-11 임상시험은 허가를 위한 3상 임상시험으로 RCT로 수행됐다. 진행성 또는 전이성 비소세포폐암 환자들은 2대 1로 각각 신틸리맙 병용요법과 화학항암제군에 무작위 배정돼 신틸리

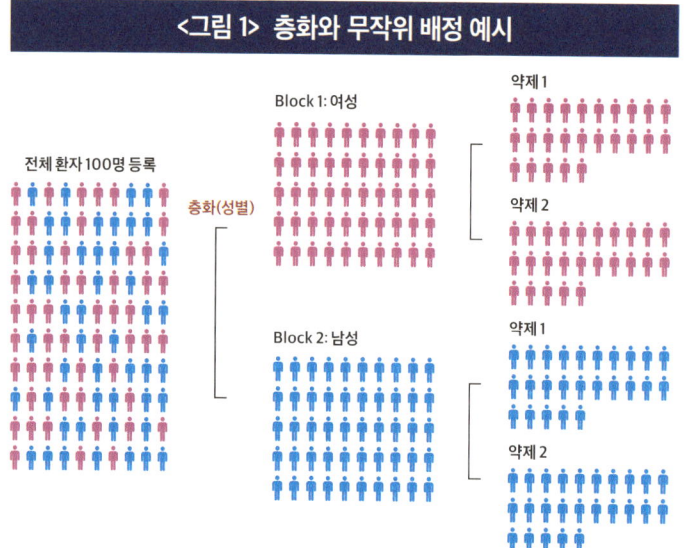

<그림 1> 층화와 무작위 배정 예시

맙과 화학항암제 병용(266명) 또는 위약과 화학항암제 병용(131명) 요법을 받았다. 대조군이 화학항암제군인 셈이다. 이 대조군의 선택이 FDA가 허가를 거절한 하나의 이유가 됐다. 이 부분은 뒤쪽에서 좀 더 자세히 다뤄보자.

③ 이중 눈가림 double-blind

임상시험에서 치우침^{bias}을 피하기 위해 가장 중요한 설계 방법이 바로 눈가림과 무작위 배정이다. 실제로 너무나 많은 요소를 통해 임상시험의 치우침이 발생할 수 있으며, 치우침을 최소화하는 것은 신뢰할 만한 임상 데이터를 도출하는 핵심이라 할 수 있다.

눈가림이란 임상시험 대상자에게 어떤 치료가 배정되는지 모르게 하는 것이다. 단일 눈가림은 연구에 참여하는 시험대상자가 본인이 투약받는 약이 어떤 약인지 모르게 하고, 시험자 등 연구진은 이를 알고 있는 것이다. 이중 눈가림은 시험대상자와 시험자 모두 어떤 치료에 배정됐는지 모르게 하는 방법으로 비교 임상시험에서 가장 표준적인 형태다.

반면, 눈가림을 하지 않는 임상시험을 공개 임상시험이라 하는데 임상시험의 목적상 눈가림이 불필요하거나, 윤리적 이유 등으로 눈가림이 적절하지 않은 경우에 사용한다.

④ 임상시험 평가변수 endpoint

임상시험 평가변수란 해당 임상시험의 목적을 달성하기 위해 평가하는 지표를 일컫는다. 무엇을 측정하는가에 따라 평가변수는 크게 두 가지로 나뉜다.

임상 평가변수 clinical endpoint는 임상적 효능을 직접적으로 측정하는 변수다. 환자의 느낌, 기능 또는 생존을 나타낸다. 시험약의 효과를 평가하기 위해 우리가 정말로 관심 있어 하는 것이 바로 임상 평가변수다. 그러나 이러한 임상 평가변수를 측정하는 것이 언제나 쉽지만은 않다. 제2형 당뇨병 신약을 개발한다고 가정하면, 가장 관심 있는 임상 평가변수는 새로운 신약이 제2형 당뇨로 인한 사망을 얼마나 감소시킬 수 있는가다. 그러나 제2형 당뇨병 환자들의 생존을 추적하기에는 너무나 오랜 시간과 비용이 들기 때문에 실제로 임상시험에서 이러한 임상 평가변수를 사용하기는 어려움이 있다.

이와 같이 임상 평가변수를 직접 측정하는 것이 불가능하거나 현실적으로 매우 어려운 경우, 그 임상적 효과를 간접적으로 측정하는 변수를 대리 평가변수 surrogate endpoint라 한다. 이러한 대리 평가변수는 임상시험, 역학시험, 치료적 근거 또는 그 밖의 다른 과학적 근거 등을 통해 임상적 효능이 충분히 '예측' 가능한 바이오마커로 정의된다.

제2형 당뇨의 경우 수많은 임상적·과학적 근거를 통해 당화혈색소 HbA1c의 양이 제2형 당뇨의 임상적 효능을 충분히 예측 가능함이 이미 검증됐다. 당화혈색소는 간단한 채혈을 통해서도 측정 가능한 바이오마커로, 생존을 추적하는 것과 비교해 훨씬 적은 수의 환자에서 시간과 비용을 절감해 신약의 효과를 평가할 수 있다.

이런 대리 평가변수를 '검증된 대리 평가변수 validated surrogate endpoint'라 하며 FDA는 검증된 대리 변수를 허가 임상에 사용하는 것을 허용하기도 한다. 다만, 대리 평가변수는 말 그대로 임상 평가변수의 '대리' 평가변수이므로 임상시험에서 평가변수를 선정

함에 있어 임상 평가변수를 선정할지, 대리 평가변수를 선정할지는 규제환경, 최신의 경쟁약물 임상 데이터 등을 고려해 신중히 결정돼야 한다.

ORIENT-11 임상시험으로 되돌아가서 어떤 임상시험 평가변수를 선정했는지 살펴보자. 이 임상시험에서 목적이 되는 1차 평가변수는 '독립된 영상 검토 위원회'가 평가한 무진행생존기간^{PFS}이었다. 2차 평가변수로는 전체생존기간$^{Overall\ Survial,\ OS}$, 객관적 반응률^{ORR} 및 반응기간^{DOR}이 포함됐다.

PFS는 대표적인 검증된 대리 평가변수다. 환자가 무작위 배정된 이후부터 영상 평가를 통해 질병 진행$^{Progressive\ Disease,\ PD}$(종양 크기 20% 증가)이 확인되거나 사망에 이르는 기간 중 빠른 기간을 의미한다. 환자의 느낌, 기능 또는 생존을 나타내는 것이 아닌, 영상 평가상 종양 크기의 감소를 기준으로 걸린 시간을 추적하므로 대리 평가변수로 분류된다.

항암제 임상에서 잘 알려진 ORR 역시 일종의 대리 평가변수로 종양의 크기가 얼마나 줄었는지 혹은 커졌는지를 평가한다. PFS는 고형암에서 검증된 대리 평가변수인 반면, ORR은 대리 평가변수이지만 검증된 대리 평가변수는 아니다. 종양의 크기 변화가 늘 생존과 연관된다고 보기는 어려워 생존기간을 예측하기에는 무리가 있기 때문이다.

PFS의 정의에서 볼 수 있듯 이 평가 지표는 특정 이벤트까지의 '시간' 개념이 포함돼 전체생존기간^{OS}과 어느 정도 연관이 있는 '예측 가능한' 대리 평가변수로 분류된다. FDA는 이와 같이 영상 평가를 기반으로 한 평가변수를 허가 임상에 사용하는 경우, 평가자에 따른 주관적 요소를 최소화하기 위해 독립된 검토 위원회가 영상을 평가하도록 권고하고 있다. ORIENT-11 임상시험에서 1차 평가변수로 '독립된 영상 검토 위원회'가 평가한 무진행생존기간을 둔 이유다.

항암제 임상시험에서 언제나 임상적으로 가장 중요한 평가변수는 생존기간이다. 그런데 왜 대리 평가변수를 사용하는 것일까. 생존 평가는 오랜 기간 환자를 추적해야 할 뿐만 아니라, 환자가 우리 약에 더이상 반응하지 않아 이후에 치료받게 되는 다른 약제 및 노화 등 여러 다른 환경적 요인의 영향을 받는다. 대리 평가변수의 사용은 관찰의 용이성뿐만 아니라 다른 약제 치료에 대한 효과 역시 배제할 수 있다. 이에 더해 개발기간 역시 크게 단축할 수 있는 장점이 있다. 따라서 초기 임상의 경우 일반적으로 1차 평가변수로 ORR이나 PFS와 같은 임상적 중요성은 덜하지만 상대적으로 측정이 용이한 대리 평가변수를 사용한다. 특정 상황에서는 3상 임상시험에서 승인을 위한 1차 평가변수로 대리 평가변수를 사용하는 것이 허용되기도 한다.

中 단일 국가 임상 자료 근거로
美 허가 가능할까

결론부터 말하자면 이론적으로 불가능한 것은 아니나, 이번 FDA ODAC의 결정을 보면 이후 단일 국가 임상시험의 자료를 근거로 FDA 허가는 난관이 있을 것으로 예상된다. 미국의 관점에서 봤을 때 해외에서 생성된 임상시험 결과를 근거로 미국 내 허가를 하기 위한 법적·규제적 근거는 국제의약품규제조화위원회[ICH]의 권고 사

<표 1> 21 미국 연방법령 314항

외국에서 도출된 임상 결과는 아래를 충족하는 경우 승인할 수도 있다.
▶ 외국 임상 결과가 미국 집단 및 진료 기준에 적용 가능함
▶ 해당 연구가 잘 알려진 능숙한 연구자에 의해 수행됨
▶ 직접 점검 또는 다른 적절한 방법을 통해 FDA가 임상 결과 검증을 진행함

항을 통합한 21 미국 연방법령 312항 및 314항으로 <표 1>과 같다.

FDA가 이번 ODAC 미팅에서 가장 중점적으로 문제를 제기한 부분은 ORIENT-11 임상 결과가 21 미국 연방법령 314항에서 제시된 '임상시험의 결과가 미국 환자 및 진료 기준에 적용 가능한지 여부'였다. 결론적으로, 그 답은 "ORIENT-11 임상시험은 미국 환자군을 대변하거나 미국 진료 기준에 적용 가능하지 않다"였다. 그 근거를 살펴보자.

FDA가 제기한 이슈 3가지

① 대조군과 평가변수 설정

앞서 설명한 바와 같이 ORIENT-11 임상은 시험군인 신틸리맙 병용요법과 대조군인 화학요법, 두 개의 코호트로 진행됐다. 이 임상시험에 첫 환자가 등록됐던 2018년 8월 23일로 되돌아가보자.

<그림 2>를 보면 당시 미국에서는 키트루다(펨브롤리주맙)와 화학항암제 병용요법이 2017년 비소세포폐암의 1차 치료로 가속승인된 이후 KEYNOTE-189 임상시험의 고무적 결과를 토대로 2018년 8월 20일 정규 승인까지 받은 상태였다. 이는 ORIENT-11

임상이 시작될 즈음 이미 미국에서는 키트루다와 화학항암제 병용요법이 비소세포폐암의 1차 표준 치료가 됐음을 의미한다.

그런데 ORIENT-11 임상시험의 대조군은 화학항암제로 설정됐다. 이로 인해, 실질적으로 미국을 포함해 키트루다와 화학항암제 병용요법이 표준 치료로 사용되는 국가에서는 임상 수행이 어려웠을 것으로 생각된다. 이미 생존률 개선을 보여준 좋은 치료제가 있는 상황에서 뚜렷한 이점이 없는 전통적인 화학항암제를 선택할 연구자와 환자가 없는 까닭이다. 결론적으로 ORIENT-11 임상시험의 대조군 선택은 미국의 진료 기준에 비춰보았을 때 적합하지 않았다.

평가변수의 설정도 문제가 됐다. 일반적으로 항암제 3상 임상시험에서 OS가 1차 평가변수로 설정되는 데 반해, ORIENT-11 임상시험에서는 독립된 영상 검토 위원회가 평가한 PFS가 1차 평가

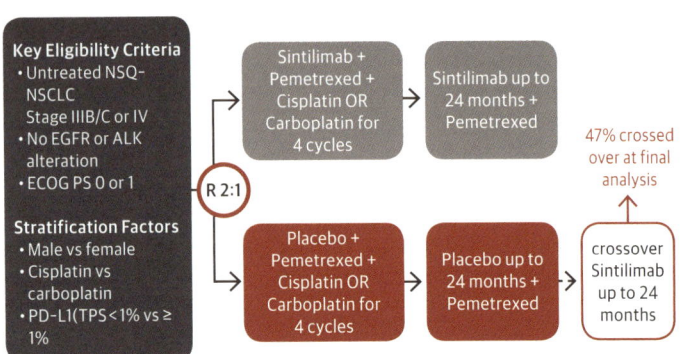

<그림 1> ORIENT-11 임상시험 디자인

Primary endpoints Progression-free survival(PFS) by independent radiologic review committee(IRRC)
Descriptive secondary endpoints OS(no α-allocation), overall response rate(ORR), duration of response(DOR)

변수로 선정됐다. 이를 바탕으로 90%의 검정력(실제로 효과가 있는 것을 통계 분석을 통해 효과가 있다고 증명할 수 있는 힘)과 5%의 제1종 오류(실제로 효과가 없는데 효과가 있다고 나올 확률)를 가정했을 때 신틸리맙 병용군이 대조군 대비 PFS 중간값인 3.2개월(위험비 0.65에 해당)만큼 개선을 보이기 위한 환자 수로 378명이 산출됐고, 실제로는 이보다 조금 많은 397명이 임상시험에 등록됐다. 최종 분석 시 두 군의 PFS 위험비$^{Hazard\ Ratio}$는 0.48로 기준인 0.65보다 낮아 1차 평가변수를 충족했다. 2차 평가변수로 OS가 포함되기는 했지만 통계적으로 분석되지는 않았다.

상대적으로 임상적 중요성이 덜한 대리 평가변수인 PFS를 1차 평가변수로 둔 데는 이유가 있긴 했다. <그림 1>의 임상 디자인을 살펴보면, 위약군에 배정된 환자들의 경우 화학항암제와 위약이 더이상 효과가 없어지면 최대 24개월까지 신틸리맙군으로 교차$^{cross-over}$가 허용됐다. 쉽게 말하면, 위약군에 포함되었다 효과가 없어지면 신틸리맙을 최대 2년까지 투약받았다는 얘기다. 최종적으로 위약군에 배정된 환자 131명 중 47%의 환자가 위약을 맞다가 질병이 진행돼 신틸리맙을 투약받았다.

문제는 이 환자들이 나중에 신틸리맙을 투여받았다 하더라도, '위약군'으로 분류돼 분석된다는 점이다. 이 환자들을 포함해 '생존'을 분석하게 되면 위약을 맞던 환자들이 신틸리맙을 추가로 맞게 되므로 위약군의 생존율이 증가할 가능성이 있다. 결과적으로 시험군인 신틸리맙과 대조군인 위약군의 차이가 줄어드는 결과가 발생한다. 실제 이런 후속 치료로 인한 효과는 OS 분석 시 결과를 교란시키는 요인이긴 하다. 이노벤트 측은 이런 우려로 교차 치료에 영향을 받지 않는 PFS를 1차 평가변수로 사용했다고 항변했다. PFS는 무진행 생존기간, 즉 CT 결과상 종양이 커지지 않을 때까지의 기간이다. 위약군 또는 신틸리맙군에서 각각 배정된 치료를 받으며 종양이 기준점 이상(통상 20%) 커질 때까지의 기간을 평가하므로 후속 치료의 영향을 받지 않는다. 다만, FDA는 뒤와 같은 이유로 이노벤트의 주장이 합당하지 않다고 봤다.

> ▶ 2016~2021년 비소세포폐암에서 승인받은 10개의 임상시험 모두 OS를 1차 평가변수로 직접적 임상적 이익을 보여줌.
> ▶ 2018년 8월 펨브롤리주맙+화학항암제 승인의 기반이 된 연구 KEYNOTE-189 임상시험, 즉 신틸리맙이 승인받을 경우 직접적으로 경쟁하게 될 요법의 연구에서도 교차가 허용됐음에도 불구하고 OS의 개선을 입증함.

결과적으로, 이러한 여러 상황을 고려했을 때 임상적으로 덜 중요한 평가변수인 PFS 개선만을 보여준 임상시험은 허가해주기 어렵다는 입장이다.

② 中 임상이 美 집단 대변?

앞서 임상시험 결과를 해석할 때 시험군과 대조군의 군 간 기저특성 차이 파악의 중요성에 대해 강조한 바 있다. FDA에 따르면 ORIENT-11 임상시험에 모집된 4기 비소세포폐암 환자의 기저 특성은 미국의 비소세포폐암 환자를 대변하지 못했다. 이 임상에 모집된 환자들은 미국 환자들보다 더 어리고, 남성 비율이 많았으며 현재 또는 과거 흡연자의 비율은 적었고 모두 아시아인으로, 인구

학적 차이를 보였다. 게다가 ORIENT-11 임상시험에서 적어도 63%의 환자는 중국 전통 약초를 복용한 것으로 보고됐으며, 중국과 미국의 폐암 진단과 치료에 대한 접근이 상이했다. FDA는 이러한 내재적·외재적 민족적 차이가 신틸리맙의 효능 및 안전성에 대한 알려진 또는 알려지지 않은 차이를 만들 수 있다고 강조했다.

이에 더해 ORIENT-11 임상시험은 중국에서만 수행돼 미국 인구 내의 다양한 인종을 반영하지 못했음도 언급됐다. 'ICH 가이드라인 E17: 다지역 임상시험의 계획·설계에 대한 일반원칙'이 2017년 공표되면서 다지역 임상시험이 선호되는 국제적 추세는 명확해졌다. 다지역 임상시험을 통해 민족적 차이에 대한 내재적·외재적 요소들을 지역 및 집단별로 평가할 수 있도록 제시한 것이다. 그럼에도 불구하고 이번 임상시험은 중국 단일 국가 내에서 수행돼 이러한 부분을 충분히 해소하지 못했다.

③ GCP 미준수와 미충족 수요 문제

ORIENT-11 임상시험은 중국 내에서 수행됐으므로 FDA의 자문을 받기 어려운 구조였다. <그림 2>에 제시된 바와 같이 2018년 8월 첫 환자를 등록한 이래로 첫 FDA와의 미팅은 2020년 4월에나 성사될 수 있었다. FDA는 만약 임상시험을 계획하는 단계에서 사전에 FDA와 협의했더라면 이미 승인된 면역항암제와 화학항암제의 병용요법을 대조군으로 할 것을 제안했을 것이라고 설명했다.

문제는 여기서 그치지 않았다. 실제로 펨브롤리주맙과 화학항암제 병용요법은 2018년 8월 20일 미국에서 정규 승인을 받은 후 2019년 3월 28일 중국에서도 허가를 받게 되는데 이 정보가 환자들에게 제대로 전달되지 않아 윤리적 문제가 제기됐다. ICH E6의 임상시험관리기준^{GCP}과 헬싱키 선언에 근거해 모든 임상시험은 윤리적으로 수행돼야 하며, 환자의 임상시험 참여 의지에 영향을 줄 만한 모든 정보는 즉시 환자에게 동의서를 통해 알려야만 한다.

무작위 배정, 눈가림 임상시험으로 환자 본인은 어떤 치료를 받을지 알 수 없긴 하지만 ORIENT-11 임상시험에 참여하는 환자들

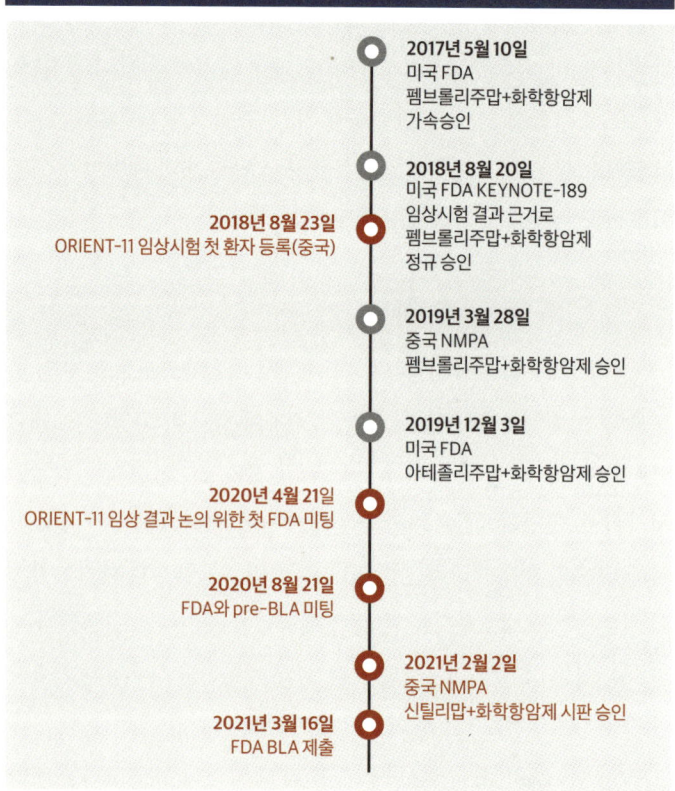

<그림 2> ORIENT-11 임상시험 및 타 면역항암제 승인 타임라인

은 화학항암제 단독요법에 배정될 확률이 있었다. 이 환자들의 입장에서 생각해보면 화학항암제 단독요법보다 훨씬 더 좋은 효과를 보인 펨브롤리주맙과 화학항암제 병용요법을 투약하는 것이 임상 참여보다 훨씬 나은 선택일 것이다. 그러나 환자 동의서에는 이러한 새로운 치료법에 대한 구체적인 내용이 누락된 채 환자가 대체 치료 옵션에 대해 연구자와 논의해야 한다고 광범위하게 기술됐다. GCP에 따르면 임상시험에 참여하는 환자에게는 환자가 이 임상시험에 참여하지 않더라도 받을 수 있는 치료 요법에 대해 구체적으로 정보를 제공해야만 한다. GCP 미준수에 해당되는 내용이다.

FDA는 ORIENT-11에 참여한 임상 연구자들과 FDA의 상호작용이 제한적이었고, FDA 허가를 받은 다지역 임상시험에 대한 이전 참여 경력이 알려지지 않았음도 언급했다. 과거 다지역 임상시험에 참여한 경험은 시험 수행 능력과 데이터 무결성에 대한 확신을 제공하는데, 이러한 확신이 서질 않는다는 의미다. 또한 FDA가 직접 점검을 진행하긴 했지만 이것은 선별된 기관에 한정된 것일 뿐이니 데이터 품질 등을 전반적으로 보기는 어렵다는 것이다.

마지막으로 FDA는 ORIENT-11은 전 세계적으로 흔한 비소세포폐암을 대상으로 하는 임상시험으로 신틸리맙이 미충족 의료 수요를 충족시키는 것도 아닌 만큼 ICH E17에 제시된 바와 같이 다지역 임상이 적절함을 언급했다. 약물이 매우 혁신적이거나 간세포암종이나 비인두암종과 같이 미국보다 아시아에서 더 흔하거나, 지역에 따라 환자 수가 적어 다지역 임상시험에 등록하기 어려우면 규제 유연성이 필요할 수 있지만 신틸리맙은 어느 경우에도 해당되지 않는다는 설명이다.

제대로 된 결과 해석 위해선
올바른 임상설계 이해가 전제 조건

단순히 임상 3상 결과만 놓고 보면 시험군인 신틸리맙 병용요법의 PFS는 8.9개월, 대조군인 화학항암제군의 PFS는 5.0개월, 두 군 간의 위험비는 0.48로 ORIENT-11 임상시험의 결과는 1차 목적을 충족시켜 허가 장벽을 넘지 못하는 것이 이상해 보일 정도다. 실제로 중국에서는 2021년 2월 2일 신틸리맙이 시판 승인을 받기도 했다.

그럼에도 불구하고 우리는 FDA가 임상설계 측면과 그 외의 관점을 나누어 제시한 여러 이슈를 곱씹어볼 필요가 있다. 특히 임상 결과를 해석하는 데 있어 모집단의 차이, 대조군과 평가변수의 설정 등 임상설계 요소에 대해 되짚어보는 것은 이번 사례뿐만 아니라 매일 발표되는 임상 결과들을 해석하고 이해하는 데 핵심적인 요소들이다. 가령, 신장암에서 도출된 여러 임상시험 결과를 비교한다면 해당 임상시험의 결과가 비슷한 환자군에서 수집된 것인지, 어떤 대조군을 사용했는지, 어떤 평가변수들을 사용했고 눈가림은 어떻게 진행됐는지 등 다양한 요소를 감안해야 한다.

마찬가지로 직접 개발하는 신약이 있다면 그 신약이 모집단, 대조군, 평가변수 설정 등에 있어 개발단계에 맞게 적합하게 설정되었는지 늘 점검해야 한다. 이처럼 임상설계에 대한 이해는 임상 결과를 제대로 해석하기 위한 초석이며, 제대로 해석한 임상 결과를 통해 올바른 방향으로 개발전략 수립이 가능하다.

임상시험과 ICH-GCP

GCP$^{\text{Good Clinical Practice}}$는 1970년 후반 미국 FDA로부터 도입된 개념으로, 당시 FDA가 신약의 제조 및 판매허가와 관련된 사항, 즉 임상시험 의뢰자와 모니터의 역할과 책임, 임상시험심사위원회의 역할, 임상시험 연구자의 의무, 피험자의 보호와 동의 등에 관한 규정안을 제안하면서 이들 안을 총칭해 GCP라 칭했다. 현재는 '임상시험 관리 기준', 즉 임상시험의 전반적 관리 기준을 아우르는 용어로 사용된다.

임상시험은 사람을 대상으로 하는 연구이므로 항상 윤리적이고 과학적인 방법으로 실시돼야만 한다. GCP의 목적은 임상시험에 참여하는 시험대상자의 권리와 안전을 도모하고, 임상시험 과정 및 결과의 과학적 검증 및 시험 결과의 정확성과 신뢰성을 얻기 위함이다.

한편, 최근에는 GCP를 ICH-GCP라 부르는 것이 일반적이다. 이는 ICH가 발표한 GCP라는 의미. 1990년 설립된 ICH$^{\text{International Conference of Harmonization on Technical Requirements for Registration of Pharmaceuticals for Human Use}}$는 의약품 안전성, 유효성, 품질 등에 대한 가이드라인을 제·개정하는 의약품 규제 분야 국제협의체다. 미국, 유럽위원회, 일본, 스위스, 캐나다 5개 국가 약품 규제 당국자와 미국·유럽·일본제약협회로 구성돼 있던 협의체에 2016년 대한민국도 정회원으로 가입됐다. ICH-GCP는 미국, 유럽연합^{EU}, 일본에서 시행하고 있는 GCP의 여러 상이점을 보완함으로써 3개 지역에서 행해지는 임상시험 자료를 상호인정할 수 있게 하고 있으며, 전 세계적으로 모든 임상시험은 ICH-GCP를 준수해 수행돼야 한다.

5장   초기 임상시험 성공의 핵심

신약 특성 조기 파악을 위한 바이오마커 선정 전략

될성부른 나무는 떡잎부터 알아본다는 옛말이 있다.
이 말을 임상개발 단계에 대입해보면
떡잎은 초기 임상 결과에 해당한다.
무럭무럭 자라날 떡잎을 일찌감치 알아채기 위해서는
그럴 만한 초기 임상 데이터가 뒷받침돼야 한다.
이러한 혜안의 비밀에 바로 바이오마커가 있다.

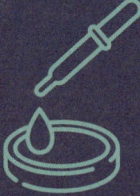

초기 임상시험의 목적과 바이오마커

1/2상의 초기 임상시험과 2/3상 후기 임상시험의 목적과 방법론이 다르다는 것은 잘 알려진 사실이지만, 실제 업무 환경에서 그 차이는 거의 하늘과 땅처럼 느껴진다.

신약의 약효가 있는지 없는지에 초점을 맞추는 후기 임상시험의 경우 이미 어느 정도 신약에 대한 특성 파악이 완료돼 있는 상태이므로 임상 수행 operation의 측면이 강조된다. 이와 달리 초기 임상 단계에서는 신약에 대한 특성 파악이 덜 돼 있다. 사람에게서 안전성, 내약성, 약효 및 약물 기전 등에 대한 정보가 없거나 매우 제한적이고, 대부분의 약물 관련 정보는 비임상시험, 즉 세포실험이나 동물실험 결과에 국한된 시기다.

이 단계에서 약효기전 증명 Proof-of-Concept, PoC을 통해 약물의 특성을 제대로 파악해야 이후 후기 임상 단계에서 관찰된 약물 효능을 과학적이고 합리적으로 설명할 수 있다. 자연스레 중개과학 또는 임상과학의 측면이 강조된다.

세포실험을 통해 림프구 증식이 관찰된 신약 A를 면역항암제로 개발한다고 가정해보자. 가장 먼저 세포실험 결과는 생체조건, 즉 동물실험에서 혈액 또는 종양 내 림프구 증식으로 중개돼야 한다. 더 나아가서는 실제로 이러한 림프구 증식이 종양 크기 감소와 연계됨이 밝혀져야 한다. 이 단계를 통과해 임상에 진입하게 되면 특히 초기 임상 단계에서 면역항암제 A가 혈액과 종양 내에서 림프구를 증식시키고 이러한 현상이 종국에는 종양의 크기를 감소시킨다는 것이 증명돼야 한다.

이처럼 초기 임상시험은 적어도 아래의 질문들에 대해 명료한 답을 얻고 약물의 특성을 조기에 파악할 수 있도록 설계돼야 한다.

> ▶ 비임상시험을 통해 밝혀낸 약물의 작용기전이 사람에게서도 충분히 증명되는가?
> ▶ 비임상시험에서 얻은 약효가 사람으로 중개^{translation}되는가?
> ▶ 약물 노출(약력학)과 반응(약효, 약력학적 지표, 안전성, 부작용)의 상관관계는 어떠한가?
> ▶ 치료효과를 예측할 수 있는 바이오마커로는 어떤 것이 있는가?

그러므로 초기 임상설계 시 임상개발자가 가장 먼저 들여다봐야 하는 것은 비임상시험 결과다. 작용기전에 대한 면밀한 이해, 동물 약효 평가 및 독성시험 결과 등을 통해 전임상 단계에서 파악한 약물의 특성을 사람에게서 충분히 증명할 수 있도록 임상을 디자인해야 한다. 이때, 신약의 특성에 대한 조기 파악을 가능케 하는 것 중 가장 유용하게 사용되는 것이 바이오마커다.

바이오마커란 정상적인 생물학적 과정, 질병 진행 상황, 치료 방법에 대한 약물 반응성을 객관적으로 측정하고 평가할 수 있는 지표다. 즉 특정 질병이나 암의 경우 정상 또는 병적인 상태를 구분할 수 있거나 치료 반응을 예측할 수 있고, 객관적으로 측정할 수 있는 표지자를 의미한다. 면역항암제 A의 예시에서 혈액 샘플, 또는 종양 조직에서 분석한 '림프구' 역시 바이오마커다. 이렇게 측정된 바이오마커는 약물의 작용기전을 이해하는 데도 매우 중요하지만, 더 나아가 용량 선정, 약물 분포 등을 이해하는 데도 널리 사용될 수 있다.

바이오마커의 종류와 특성

바이오마커는 용도에 따라 여러 가지로 분류할 수 있고, 한 가지 바이오마커를 여러 용도로 사용할 수도 있다. 여러 가지 분류 방법이 있지만, 이번에는 용도에 따라 바이오마커를 구분해보고자 한다<표 1>.

먼저 예후 바이오마커다. 단어에서 뜻하는 바와 같이 특정 질병의 예후의 불량 정도를 구별할 수 있는 바이오마커다. 예시로는 혈중 젖산탈수소효소$^{Lactate\ DeHydrogenase,\ LDH}$ 수치가 있다. 대부분의 암 환자에서 혈중 LDH가 높으면 예후가 불량한 것으로 알려져 있다.

<표 1> 용도에 따른 바이오마커의 종류

종류	정의	예시
예후 바이오마커 (Prognostic biomarker)	특정 질병의 예후 불량 정도를 구별하는 마커	- 혈중 LDH(젖산탈수소효소) : 고형암을 가진 환자의 혈중 LDH 수치가 높은 경우 예후가 불량한 것으로 알려져 있음
예측 바이오마커 (Predictive biomarker)	환자가 특정 약물을 투여했을 때, 그 효능 및 독성을 예측할 수 있는 바이오마커	- 키트루다®(항 PD-1 항체)의 예측 바이오마커로서 PD-L1 발현 : 비소세포폐암 등의 여러 고형암에서 PD-L1 과발현 시 더 나은 효능을 보여줌 - 어비툭스®(항표피성장인자수용체 : EGFR 항체)의 예측 바이오마커로서 EGFR 발현 : EGFR을 타깃하는 어비툭스®의 경우 EGFR을 발현하는 암에서 약효를 나타냄
약력학 바이오마커 (Pharmacodynamic biomarker)	신약의 약력학과 연관된 마커로서 약물의 특성을 파악하는 데 활용되는 바이오마커	- 항PD-1 항체의 PD-1 수용체 점유율 (receptor occupancy) - 림프구 증식의 특성을 가지는 약물에서 혈중 림프구 수치

다음은 예측 바이오마커다. 예측 바이오마커란, 환자가 특정 약물을 투여했을 때 그 약의 효능 또는 독성을 예측할 수 있는 바이오마커다. 통상적으로는 해당 바이오마커를 발현하는 환자를 선별해 치료효과를 높이기 위해 사용된다. 우리가 흔히 '바이오마커 개발 전략'을 논할 때 의미하는 바이오마커가 바로 예측 바이오마커다. 예측 바이오마커 발현 여부를 확인해 환자를 선별하기 위한 검사는 '동반진단 검사 Companion Diagnostics, CDx'라 칭한다. 동반진단이란 어떤 약물 치료 또는 처치하기 위해서 수반돼 시행해야 하는(권장되는) 진단 방법 또는 검사를 의미한다 '동반'이라는 어감에서도 느껴지듯 예측 바이오마커와 동반진단 검사는 떼려야 뗄 수 없는 존재다.

예측 바이오마커와 동반진단 검사법이 가장 잘 정립된 분야는 항암 분야다. 예를 들어 폐암의 경우 EGFR, ALK, ROS1, BRAF, MET exon 14 등과 같은 돌연변이가 폐암의 성장을 유도하는 것으로 알려져 있고, 이들 돌연변이 단백질을 억제하기 위한 표적 치료제가 개발돼왔다. 만약 어떤 환자가 비소세포폐암을 진단받았다면 그 환자는 동반진단 검사를 통해 해당 유전자 변이가 있는지 검사를 받고 유전자 변이 양성으로 나타난 경우 해당 단백질을 표적하는 표적치료제로 치료를 받아야 더욱 강력한 치료효과를 나타낼 수 있다.

잘 알려져 있는 예측 바이오마커의 또 다른 예시로는 인체 내 면역반응을 무력화시키는 면역관문 단백질인 PD-L1이 있다. 연구에 따르면 PD-L1을 과발현하는 고형암의 경우 자연적으로 예후가 불량해 PD-L1 발현량은 애초에는 예후 바이오마커로 알려져 있었다. 그러나 면역관문 단백질을 타깃하는 면역항암제가 PD-L1을 과발현하는 암종에서 더욱 강력한 항암 활성을 나타나는 것으로 알려지면서, 키트루다와 같은 항 PD-1 항체의 경우 일부 암종에서 PD-L1 발현량을 예측 바이오마커로 사용한다. 이러한 예측 바이오마커와 동반진단은 목적에 맞는 환자 선별 및 치료 효율 증진에 주목적이 있지만, 반응하지 않는 환자non-responder들에게 다른 의약품을 처방받을 수 있는 기회를 제공하는 데도 그 역할이 있다. 한편, 동반진단 검사로는 분자병리학적 분석 기법에 따라 ①현장혼성화법In Situ Hybridization, ISH ②중합효소연쇄반응법Polymerase Chain Reaction, PCR ③면역조직화학염색법Immuno HistoChemistry, IHC ④차세대염기서열분석법Next-Generation Sequencing, NGS 등이 대표적으로 사용된다.

다음은 약력학 바이오마커다. 신약의 약리작용과 연관된 생체지표로서 약물의 특성을 파악하는 데 활용되는 바이오마커다. 약물 투여 후 약물의 반응성을 객관적으로 측정 및 평가하는 지표로, 앞선 예시에서 기술한 면역항암제 신약 A의 사례에서 림프구 수치가 그 예다. 약력학 바이오마커는 '약물의 기전에 비추어 보았을 때 예상되는 생물학적 변화'로 정의할 수 있다. 통상, 전임상 실험에서 얻은 결과들을 사람으로 중개translation할 때 약력학 바이오마커가 중요한 역할을 한다. 약력학 바이오마커 분석을 통해 약물의 작용기전 근거를 마련하고 약물 노출-반응 분석을 통해 용량 선정 등도 진행할 수 있다.

어떤 환자군에서 임상해야
좋은 결과를 얻을 수 있을까

우리가 임상개발을 하며 가장 자주 묻는 말 중 하나는 "어떤 환자군에서 임상을 해야 더 좋은 결과를 얻을 수 있나요?"이다. 이 중요한 질문의 답이 바로 예측 바이오마커다. 특정 바이오마커 발현이 높거나 낮은 환자군에서 약효가 예측된다면 가장 잘 듣는 환자군을 선별해 임상을 수행함으로써 임상 성공률을 높일 수 있을 뿐만 아니라 종국에는 환자별 맞춤 치료도 가능해질 것이다. 이처럼 바이오마커 발현 여부를 통해 환자를 선별하는 것을 환자 선별 전략patient enrichment strategy이라고 한다.

일반적으로 초기 임상 단계에서는 약효를 보는 것보다 약물의 특성 파악이 우선일 뿐만 아니라 약물에 대한 특성 파악이 덜 돼 예측 바이오마커가 있는 경우는 매우 드물다. 그러므로 특정 유전자 변이를 타겟하는 표적 치료제를 제외하고는 전향적으로 환자를 선별하는 경우는 많지 않다. 이 시기에는 ①약물 특성 파악을 위한 약력학 바이오마커 분석과 ②후기 임상 단계에서 환자 선별을 위한 예측 바이오마커 발굴에 주력한다. 운 좋게도 초기 임상의 후향적 분석을 통해 특정 바이오마커 발현군에서 효과가 좋은 것을 발견했다면, 다음 단계 임상시험에서 환자 선별을 고려해볼 수 있다. 이 과정을 간단히 그림으로 살펴보자<그림 1>.

항PD-1 항체인 키트루다의 초기 임상 단계 바이오마커 분석 전략에 대해 좀 더 살펴보자. 키트루다는 면역관문 단백질인 PD-1에 결합해 PD-1과 PD-L1의 상호작용을 막음으로써 인체 내 면역반응을 활성화한다. 이러한 약물 특성을 파악하기 위해 개발사는

초기 임상시험 성공의 핵심

우리가 임상개발을 하며 가장 자주 묻는 말 중 하나는 "어떤 환자군에서 임상을 해야 더 좋은 결과를 얻을 수 있을까?"다. 이 중요한 질문의 답이 바로 예측 바이오마커다.

초기 임상 단계에서 키트루다가 용량에 따라 작용 부위인 PD-1에 얼마나 결합하는지(전문적인 용어로 이를 수용체 점유율^{receptor occupancy}라 한다)를 관찰했다. PD-1 수용체 점유율을 약력학 지표로 약물의 특성을 파악한 것이다. 더 나아가 용량이 올라가면서 수용체 점유율이 어떻게 변화하는지 용량 반응 곡선을 파악하고, 특정 용량 이상에서는 수용체가 모두 점유^{saturation}돼 더 이상 용량을 증량할 필요가 없음을 파악했다. 또 다른 약력학 바이오마커로 키트루다 투여 후 혈액 및 종양 조직에서 면역세포의 변화를 분석했다. 결과적으로 PD-1·PD-L1 상호작용의 저해가 항암활성을 가지는 면

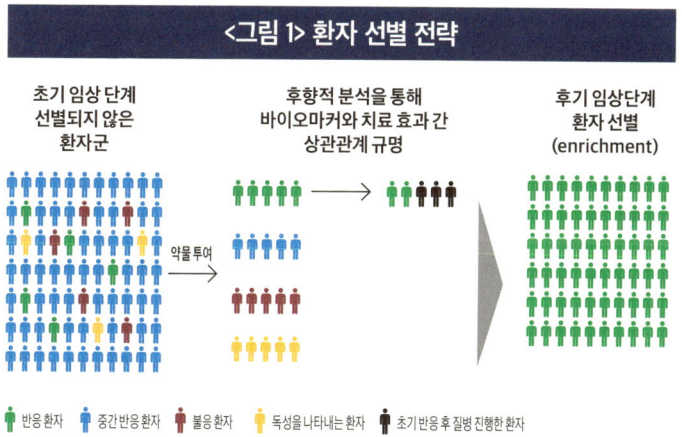

<그림 1> 환자 선별 전략

역세포 활성화에 기여함도 확인했다. 이처럼 약력학 바이오마커 분석은 약물의 작용기전을 명확히 파악하고, 적절한 용량을 선정하는 데 기여한다.

앞서 기술한 바와 같이, 명확한 표적치료제를 제외하고 대부분의 약제의 경우 초기 임상 단계에서는 바이오마커 정보가 부족하다. 그러므로 초기 임상 단계에서 다양한 실험적 바이오마커들을 후향적으로 분석해야 한다. 후기 임상 단계에서 환자를 선별할 수 있는 예측 바이오마커를 찾아내기 위함이다. 키트루다의 경우 초기 임상 단계에서부터 광범위한 유전체학 분석을 실시했다. 후향적 분석을 통해 이후 바이오마커 기반 임상개발의 단초를 마련한 셈이다.

이러한 광범위한 바이오마커 분석을 통해 MSD는 'MSI-H/dMMR 바이오마커를 가진 환자에서 키트루다의 효능이 좋을 것'이라는 가설을 세웠고, 실제 2013년에 이를 입증하기 위한 소규모 연구자 주도 임상시험을 진행했다.

그 결과는? 말 그대로 대박이 났다. 해당 바이오마커를 발현하는 환자와 발현하지 않는 환자에서 키트루다의 치료효과가 명확하게 달랐던 것이다. 이후 MSD는 MSI-H나 dMMR 바이오마커를 가진 절제 불가능하거나 전이성 고형암 환자만을 선별해 후기 임상시험을 진행했고, 이 결과로 2017년 암종과 상관없이 '특정 유전적 특징(바이오마커)'을 가진 모든 고형암에 사용할 수 있는 항암제로 승인받게 된다. 기존의 모든 항암제는 간암, 위암, 폐암 등 암종의 위치에 따라 승인됐다. 그러나 이 사례에서는 암종의 위치와는 '무관하게' MSI-H나 dMMR 바이오마커를 가지기만 하면 키트루다를 쓰게 된 것이다. 암종불문 turmor agonism 항암제가 탄생한 순간이다.

예측 바이오마커를
찾아내기 위한 노력

모두가 예측 바이오마커를 찾기 위해 말 그대로 '올인'을 하고 있지만, 혹자는 예측 바이오마커를 찾는 일을 드넓은 백사장 안에서 바늘을 찾는 일에 비유하기도 한다. 그만큼 험난한 과정이다. 약물에 반응하는 환자와 반응하지 않는 환자에서 광범위한 유전체 분석, 특정 단백질 발현 여부를 조사해 상관관계를 입증해내야 하는데 다양한 요인으로 인해 유의미한 트렌드를 읽어내는 것 자체가 너무나 어렵다.

그럼에도 불구하고 최근의 학계와 산업계가 협력하여 '바이

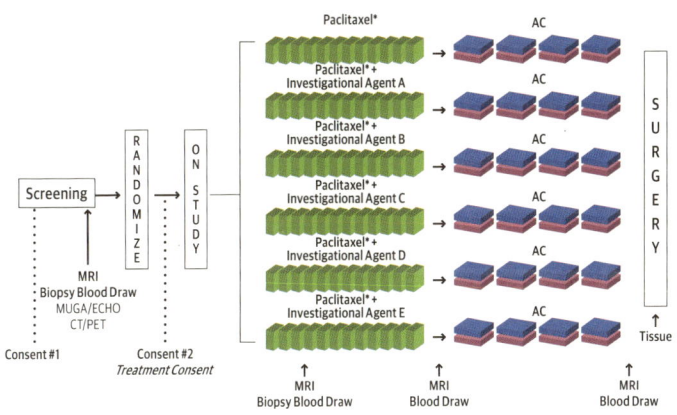

<그림 2> I-SPY 2 바이오마커 기반, 적응형, 플랫폼 임상시험 설계

자료 Wolf et al., npg Breast Cancer 2020

오마커 기반 임상개발'을 위한 여러 가지 노력을 하고 있다. 대표적인 사례가 I-SPY2 임상시험이다. 이 임상시험은 국가 연구기관^{NIH}, 학교, 그리고 산업계가 협력해 진행하고 있는 다기관, 2상 플랫폼 임상시험으로 고위험, 초기 유방암 환자에서 새로운 치료 패러다임을 제시하기 위한 임상으로 설계됐다. <그림 2>와 같이 이 환자들은 수술 전에 바이오마커 발현 여부에 따라 다양한 임상약을 투여받았는데, 2022년 Wolf et al.이 보고한 바에 따르면 2021년 9월까지 총 1979명의 유방암 환자가 I-SPY2 임상시험에서 20개 중 하나의 임상약을 무작위 배정받았다. 이 중 총 16개의 코호트가 평가를 마쳤다. 이 임상에서 각각의 코호트에 배정된 환자들은 HER2, 호르몬 수용체$^{Hormone\ Receptor,\ HR}$, PARP 등의 바이오마커 발현 여부에 따라 각각을 표적하는 치료제와 표준치료제인 화학항암제의 병용요법을 투여받았다. 이와 같은 표적 치료를 통해 기존의 표준 치료, 즉 HR/HER2만을 기반으로 하던 치료에 비해 병리학적 완전관해$^{pathologic\ Complete\ Response,\ pCR}$를 63%(기존 치료 51%)까지 끌어올릴 수 있음이 밝혀졌다.

  초기 임상 단계에서 예측 바이오마커의 트렌드를 찾았다면 후기 단계, 즉 2상 또는 2/3상 단계에서 환자 선별을 통해 해당 예측 바이오마커가 임상 효능과 명확한 상관관계가 있음을 입증해야 한다. 이러한 상관관계를 밝혀냈다면 앞서 해당 바이오마커를 '어떻게' 측정하는가도 고심해야 한다. 단순히 실험실 수준에서 해당 바이오마커를 측정하는 것으로는 역부족이다. 앞서 언급한 '동반진단$^{companion\ diagnostics}$' 검사법 개발이 병행돼야 한다. 쉽지 않은 일이지만, 치료에 대한 반응성을 증가시키고 성공적 개발에 한 걸음 다가

가기 위한 필수 과정이다.

초기 임상시험 바이오마커 선정 전략 :
4W 1H

흔히 우리가 '바이오마커'라고 하면 예측 바이오마커를 떠올리지만 키트루다의 사례에서 볼 수 있듯 약력학 바이오마커 역시 성공적 임상개발에 필수 요소다. 3장에서 소개한 바와 같이, 임상시험계획서는 임상시험을 수행하는 목적과 환자군, 방법 등 임상과 관련된 모든 내용이 총망라되어 있고, 바이오마커 계획 역시 계획서 내에 포함된다. 바이오마커와 관련해서는 임상이 시작되기 전 바이오마커 분석 계획서를 따로 작성하고, 임상시험을 진행하는 동안 지속해서 업데이트를 해나간다. 실무적으로는 비임상실험 또는 학회 등을 통해 새롭게 연관성이 밝혀진 약력학 바이오마커들을 추가하기도 하고, 더 이상 필요하지 않은 경우 삭제하기도 한다.

하나의 임상시험 안에서 되도록 다양한 바이오마커를 평가해볼 수 있다면 가장 이상적이겠지만, 안타깝게도 한 환자로부터 채혈할 수 있는 양, 얻을 수 있는 조직 검체의 양은 제한적이고 바이오마커 분석 비용 역시 만만치 않다. 따라서 우선순위를 정해 가장 합리적으로 바이오마커 측정 계획을 수립해야 한다. 특히 초기 임상시험의 경우라면 약물의 특성을 파악하기 위한 약력학 바이오마커와 이후 임상시험에서 환자를 선별하기 위한 예측 바이오마커, 두 마리의 토끼를 모두 잡을 수 있도록 해야 한다.

앞서 예시를 들었던 림프구를 증식시키는 신약 A의 바이오마커 계획을 수립한다고 가정해보자. 가장 먼저 생각해봐야 할 것은 어떤 약력학 바이오마커를 포함해야 신약 A의 특성을 가장 잘 보여줄 수 있을 것인가. 신약 A의 작용기전이 림프구 증식이므로 혈중 림프구 수치는 가장 먼저 포함돼야 할 약력학 바이오마커다. 림프구 안에 면역세포의 구성 변화 역시 흥미로운 결과를 보여줄 수 있다. 그 밖에도 비임상시험에서 측정한 여러 바이오마커, 비슷한 기전을 가진 약물들이 임상시험에서 측정했던 바이오마커들을 광범위하게 검토해야 한다.

관련 분야에서 최근 새롭게 떠오르고 있는 바이오마커 중 포함할 수 있는 것이 있을지도 면밀히 검토해야 한다. 약물의 특성을 파악하고 혹시 남은 검체가 있다면 이후 임상시험에서 환자를 선별하기 위한 예측 바이오마커 발굴 목적의 RNA·DNA 분석 등 유전체 분석 등을 포함할 수 있다. 일반적으로 초기 임상 단계에서 약물 특성이 우선시되기 때문에 예측 바이오마커 분석을 위한 검체는 충

4W 1H	
주요 질문	
What(무엇을)	어떤 바이오마커를 측정할 것인가?
Why(왜)	해당 바이오마커를 측정해야 하는 목적 및 과학적 근거는 무엇인가?
Where(어디서)	혈액 또는 조직 검체 중 어디서 측정할 것인가?
When(언제)	해당 바이오마커를 투여 전·후 언제 측정할 것인가? 그 근거는 무엇인가?
How(어떻게)	• 해당 바이오마커가 측정 가능한 것인가? • 해당 바이오마커를 어떻게 측정할 것인가? • 최신 기법의 측정 가능한 분석법이 있는가?

분치 않을 수 있지만 후향적으로 분석을 해놓으면 이후 개발에 큰 도움이 된다. 최근에는 새로운 분석기법들이 도입되면서 액체 생검, 즉 순환종양 DNA(circulating tumor DNA, ctDNA), 순환종양세포(Circulating Tumor Cell, CTC), 여러 단백질을 한꺼번에 분석하는 기법인 프로테오믹스 분석 등도 각광받고 있다. 구체적인 바이오마커 분석 전략을 수립하는 데 있어 4W 1H(What, Why, Where, When, How)를 생각해보는 것도 도움이 된다.

이처럼 과학적·기전적 근거를 바탕으로 잘 수립된 바이오마커 전략을 통해 도출된 임상 데이터는 잘 자라날 거목의 떡잎이 된다. 특히나 초기 임상시험을 통해 제대로 파악된 약물 특성과 예측 바이오마커의 발굴은 이후 개발을 순조롭게 할 뿐만 아니라 기술이전과 같은 달콤한 열매의 씨앗이 되기도 한다.

6장 — 거인과 싸우는 법

임상적 차별화와 속도라는
두 마리 토끼를 잡으려면

글로벌 제약사들은 막대한 자금과 인력을 신약 개발에
쏟아붓는다. 국내 환경은 녹록지 않다.
다윗과 골리앗의 싸움으로 보인다.
그러나 힘은 육체적 완력이 아닌,
속도와 기습의 형태로도 나타날 수 있다.
신약 개발도 마찬가지다. 거인과 싸우기 위해 꼭 필요한 그것,
임상적 차별화의 예시와 속도에 대해 생각해보자.

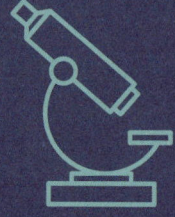

2021년 로슈, 존슨앤드존슨, 화이자, MSD 등이 포진한 글로벌 10대 바이오·제약 기업의 연구개발$^{R\&D}$ 비용은 1081억 달러(약 120조 원)였다. 국내는 어떨까. 그나마 꾸준한 상승세를 보이고 있긴 하지만 국내 주요 상장 제약·바이오사 30곳의 연간 R&D 비용은 2조2559억 원에 그친다. 글로벌 제약사 한 곳의 연구개발 비용에도 미치지 못한다. 이런 열악한 환경 속에서 우리에겐 그 어느 때보다도 전략적 접근이 필요하다. 차별화와 빠른 임상개발이 핵심이다. 어떻게 더 차별화할 것인가는 늘 난제이지만, 성공사례를 통해 우리가 나아갈 방향을 고찰해보자.

어떻게
'더' 차별화할 것인가

어떻게 '더' 차별화할 것인가를 고민하기보다 선행돼야 하는 것은 약물의 태생적 특성과 개발하고자 하는 질환의 미충족 의료 수요 정도를 이해하는 것이다. 즉 ①개발 신약이 태생적으로 임상적 차별성, 즉 경쟁제품 대비 약효 또는 안전성 측면에서 명확한 우월함을 보일 가능성이 있는지 ②개발 질환의 상대적 미충족 의료 수요 정도가 큰지를 가늠함으로써 현 상황을 명확히 파악하는 것부터 시작해야 한다<그림 1>.

모든 신약이 미충족 의료 수요가 매우 큰 시장에서 임상적 차별성을 보일 수 있다면 가장 좋겠지만 현실은 그렇지 않다. 예를 들어 항암제 시장과 두드러기 시장의 미충족 의료 수요 정도는 다를 수밖에 없다. 마찬가지로 어떤 약물은 태생적으로 새로운 기전을 가지는 '퍼스트 인 클래스$^{first\text{-}in\text{-}class}$'일 수 있지만 앞서 시판된 의약

<그림 1> 신약의 4가지 개발 유형

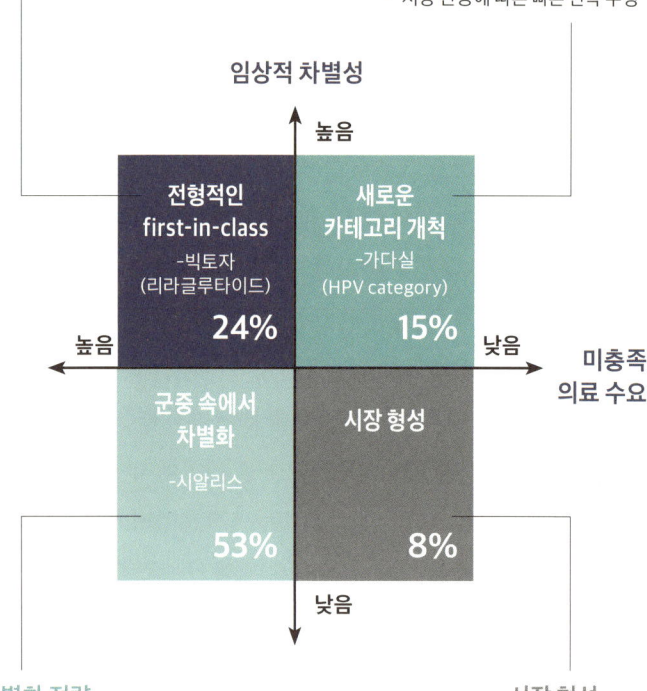

전형적인 first-in-class
- 인적·물적 자원 집중 투자를 통한 빠른 임상개발
- 가치 기반 가격 책정

기존 시장에 없던 새로운 카테고리 개척
- 미충족 의료 수요 초기 수립
- 초기 시장 노출 극대화
- 시장 반응에 따른 빠른 전략 수정

차별화 전략
- 특정 환자군 포지셔닝 등 경쟁제품 대비 차별성 확보
- 시장 반응에 따른 빠른 전략 수정
- 가격경쟁력

시장 형성
- 마켓 접근 확보
- 가격경쟁력

자료 McKinsey report: Beyond the storm

품들과 비교해 특장점을 가지는 '베스트 인 클래스best-in-class' 약물일 수도 있다. 당연히 이들의 개발전략도 달라질 수밖에 없다.

① 전형적인 '퍼스트 인 클래스first-in-class' 약물

미충족 의료 수요가 큰 질환에서 새로운 기전으로 개발되는 약물이 해당된다. 예시로는 노보노디스크가 개발한 제2형 당뇨 치료제 빅토자(성분명 리라글루타이드)가 있다. 빅토자는 GLP-1 유사체로는 처음으로 미국 식품의약국FDA 승인을 받았다. 2010년 출시 이후 10년이 지나도록 여전히 연간 3조 원 이상의 매출을 올리는 블록버스터 약물이다.

글로벌 컨설팅회사 매킨지에 따르면 개발되는 의약품의 약 25%는 이런 유형에 해당된다고 한다. 이들 퍼스트 인 클래스 약물은 새로운 기전을 타깃해 태생적으로 임상적 차별성이 높은 약물들이다. 무엇보다도 인적·물적 자원을 집중적으로 투자하고 빠르게 임상개발을 진행해 시장에 진입하는 것이 중요하다. 시장을 빨리 선점할수록 높은 수익을 얻을 수 있는 것이다. 그러나 선행 결과가 전무하기 때문에 새로운 동물모델 개발, 임상 진행 등 개발 과정도 어렵고 개발에 실패할 확률도 그만큼 높다.

② 군중 속에서 차별화가 필요한 약물

개발되는 의약품의 절반가량은 이 유형에 해당된다. 질환 자체의 미충족 의료 수요는 크지만 태생적으로 임상적 차별성이 중등도이거나 이보다 작은 경우다. 이런 약물들은 군중 속에서 돋보여야만 살아남을 수 있는 약물들이다. 소위 '베스트 인 클래스best-in-class'

약물들이 이 유형에 속한다. 이런 약물들은 대부분 선행 약물에 비해 시장 진입이 늦고, 선행 개발 의약품 대비 특장점을 가지고 개발되긴 하지만 그 수준이 상대적으로 작기 때문에 임상개발 단계에서 차별성과 경쟁력 확보가 필수적이다.

우리가 잘 알고 있는 화이자의 발기부전 치료제 '비아그라(실데나필)'와 일라이릴리의 '시알리스(타다라필)'의 임상개발 스토리를 살펴보자. 시알리스는 비아그라가 1998년 FDA 승인을 받은 지 무려 5년 후인 2003년 출시됐다. 이후 시알리스는 비아그라가 이미 선점한 시장에서 빠르게 성장해 출시 8년 만인 2011년에는 비아그라와 동일한 시장점유율을 보인다. 실로 놀라운 성장이다. 어떻게 이런 일이 가능했을까.

인체가 성적 자극을 받으면 신경말단과 혈관의 내피세포에서 산화질소가 분비돼 고리형 구아노신 일인산^{cGMP}의 발생이 증가되는데, 이 cGMP가 음경해면체의 평활근을 이완시켜서 발기가 일어난다. 비아그라와 시알리스 모두 cGMP 분해 효소인 포스포디에스터라아제^{PDE} 5형 효소를 억제함으로써 cGMP의 농도를 증가시켜 발기를 강하고 오랫동안 유지시켜준다.

두 약물은 기전적으로 동일하지만, 시알리스는 복용 후 효과가 나타나는 시간이 비아그라에 비해 짧고(비아그라 약 1시간 vs 시알리스 약 16분), 발기 지속시간이 긴 것(비아그라 약 12시간 vs 시알리스 약 24~36시간)을 특장점으로 개발됐다. 물론 이러한 특장점이 차별화 요소로 작용한 것은 자명한 사실이다. 그러나 릴리는 여기에서 그치지 않았다. '더' 차별화할 요소를 찾았다. <표 1>에서 비아그라와 시알리스의 후기 임상 디자인의 차이를 살펴보자. 사실

비아그라와 시알리스는 고전적 약물들로 매우 많은 후기 임상시험이 수행됐지만, 여기서는 단순화해서 가장 대표적인 몇 개 임상시험만을 예시로 하고자 한다.

<표 1>을 살펴보면 두 약물의 후기 임상 디자인에 미묘한 차이가 있음을 알 수 있다. 비아그라의 임상 디자인은 다분히 '질병치료'적 관점이다. '발기부전'을 하나의 질병으로 정의하고 남성 시험대상자의 발기 기능, 횟수, 약효 등에 집중해 임상 결과를 도출했다.

시알리스는 어땠을까. 임상시험을 수행한 목적이 되는 1차 평가변수를 보면 남성 시험대상자뿐만 아니라 여성 파트너의 성적 만족도 향상을 포함한 것을 볼 수 있다. 그 밖에도 대표적인 2차 평가변수들 모두 남성 시험대상자뿐만 아니라 여성 파트너를 포함해 성적 만족도 향상과 관련된 각종 평가들을 진행했다. 발기부전을 질병치료적 관점이 아닌 커플의 로맨틱 웰빙의 관점에서 접근함으

<표 1> 비아그라와 시알리스 후기 임상 디자인 비교

	비아그라(실데나필, 화이자)	시알리스(타다라필, 릴리)
설계	3상, 위약 대조, 병행설계, 이중 눈가림 임상시험	3상, 위약 대조, 병행설계, 이중 눈가림 임상시험
1차 평가변수	- 국제발기기능지표(International Index of Erectile Function, IIEF) 변화	- 국제발기기능지표(International Index of Erectile Function, IIEF) 변화 - 남성 시험대상자와 여성 파트너의 성적 만족도 향상 - 성관계 특성 다이어리
대표적인 2차 평가변수	- 남성 시험대상자의 글로벌 약효 질문 - 성공적 성관계의 횟수(이벤트 로그)	- 남성 시험대상자와 여성 파트너의 성적 만족도 향상과 관련된 각종 질문에 대한 답변의 변화

로써 게임의 법칙을 바꾸고, 이를 임상 디자인에 녹여낸 것이다. 이를 통해 시알리스는 '약효 발현이 빠르고 지속시간이 길다'는 것에 더해 '남성과 여성 파트너의 성생활 만족도 향상을 위한 약제'라는 임상적 차별화를 확보하고, 결과적으로 이는 상업적 성공으로 이어졌다.

실제로 수많은 추종$^{follow-on}$ 약물들은 퍼스트 인 클래스 약물에 비해 개발 실패에 대한 위험이 상대적으로 적은 반면 엄청난 경쟁에 직면하게 된다. 성공을 위해서는 처절하게 '더' 차별화 전략을 추구해야 한다. 바이오마커 등을 활용해 환자를 선별^{enrichment}하거나 기존 약물이 선점하지 못한 환자군으로 치료 대상군을 확장함으로써 포지셔닝하는 것 역시 임상적 차별성 확보를 위한 중요한 전략 중 하나다.

아스트라제네카의 PARP 저해제 '린파자(올라파립)'와 후속으로 개발된 GSK의 '제줄라(니라파립)'를 살펴보자. 린파자는 최초로 개발된 PARP 저해제로 BRCA 1/2 변이를 가진 난소암 환자의 1차 유지요법으로 2018년 출시됐다. 동일한 작용기전을 가진 GSK의 제줄라의 경우 차별화를 위해 BRCA 1/2 변이와 상관없이 모든 환자를 포함해서 임상시험을 진행했고, 결과적으로 긍정적인 3상 임상 결과를 확보해 2020년 출시됐다. 현재 난소암에서 BRCA 1/2 변이와 관계없이 사용할 수 있는 PARP 저해제는 제줄라가 유일하다. 제줄라가 국내 출시 2년 만에 린파자의 매출을 따라잡은 것 역시 주목할 만하다.

③ 새로운 카테고리 개척이 필요한 약물

개발 질환의 상대적 미충족 의료 수요 정도는 낮지만 새로운 기전을 타깃해 임상적 차별화가 기대되는 약물들도 있다. 이런 약물들의 경우 임상개발 과정에서 미충족 의료 수요를 직접 만들어가야 한다. 말 그대로 새로운 카테고리 개척이 필요한 것이다. 자궁경부암 백신인 MSD의 사람 유두종 바이러스^{HPV} 백신 '가다실'이 좋은 예다. 실제로 가다실이 개발되기 전까지 HPV 감염 관리의 중요성에 대한 인식은 낮았다. 워낙 흔하게 감염되는 바이러스이기도 하고 고위험군이 아닌 이상 별다른 치료 없이도 HPV가 저절로 사라지기 때문이다.

이러한 인식의 전환을 위해 MSD는 가다실이 상업화되기 훨씬 전, 그러니까 임상 단계에서부터 다양한 환자, 주요 연구자 캠페인을 진행했다. 즉 'HPV는 반드시 예방해야 하는 감염증'이라는 인식 전환을 통해 새로운 시장을 창출한 것이다. 그 결과 지금의 우리는 HPV는 반드시 예방해야 할 바이러스라고 생각하게 됐다. 최근에는 여성뿐만 아니라 남성의 HPV 감염 관리에 대한 중요성이 강조되면서 가다실의 외연은 점점 더 확대되고 있다.

④ 시장을 형성하는 약물

개발 질환의 상대적 미충족 의료 수요 정도가 낮고 기전적으로도 크게 차별화되지 않는 약물들이다. 실제로 이러한 약물들의 경우, 임상개발 단계에서 차별화를 추구하면서 시장 진입을 늦추기보다는 빨리 임상을 진행해 급여 전략, 가격경쟁력, 영업 등 적극적으로 상업화 전략을 이용하는 것이 좋은 방법일 수 있다.

차별화 전략 세워보기

임상적 차별화를 고려할 때 생각해볼 수 있는 프레임이 있다. <그림 2>를 살펴보자. 앞서 예시로 든 내용과 일맥상통하지만 좀 더 실무에 적용 가능한 프레임이다. 먼저 기준점을 올리는 전략이 있다. 약효를 통해 경쟁제품 대비 훨씬 더 좋은 효능을 보이는 것이다. 가장 간단하게 차별화를 보일 수 있는 방법이다. 만약 내가 개발하고 있는 약제가 그럴 가능성이 없다면? 환자를 선별해 해당 환자군 안에서 최고가 되는 전략이 있다. 바이오마커로 선별할 수도 있고, 환자 특성, 기존 치료 이력 등 어떤 것이라도 좋다. 앞서 제시한 제줄라의 사례가 이에 해당한다. 세 번째 방법은 완전히 다른 방식으로 문제를 풀어보는 것이다. 특히 효능 측면에서 차별화가 되지

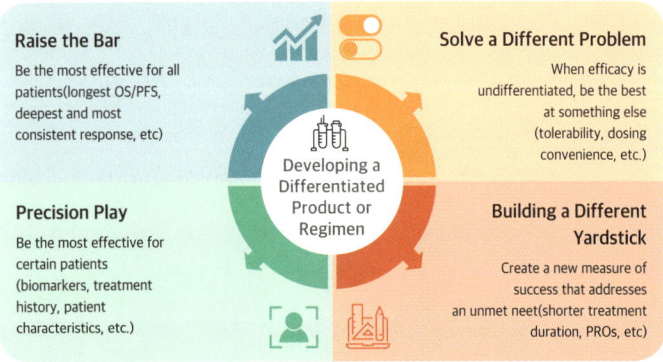

<그림 2> 차별화하는 방법

Paths to pursue to develop a clinically differentiated product

Raise the Bar
Be the most effective for all patients(longest OS/PFS, deepest and most consistent response, etc)

Precision Play
Be the most effective for certain patients (biomarkers, treatment history, patient characteristics, etc.)

Solve a Different Problem
When efficacy is undifferentiated, be the best at something else (tolerability, dosing convenience, etc.)

Building a Different Yardstick
Create a new measure of success that addresses an unmet neet(shorter treatment duration, PROs, etc)

Developing a Differentiated Product or Regimen

자료 ZS Pharmaceuticals & Biotech: The growing challenges of product differentiation

않을 때, 투약 편이성 또는 내약성과 같은 다른 차별화 측면에서 최고가 되는 거다. 시알리스가 로맨틱 웰빙을 차별화 포인트로 찾아낸 것과 같은 원리다. 마지막으로 완전히 다른 기준점을 스스로 만들어내는 방법이다. 미충족 의료 수요를 새롭게 창출하는 가다실 사례다. 차별화 전략이 이것이 전부는 아니겠지만, 이 네 가지 차별화 전략을 기반으로 생각을 확장해나가는 것이 도움이 될 것이다. 물론, 이 중 한 가지가 아닌 여러 가지 전략을 동시에 수립할 수도 있다.

차별화 vs 빠른 개발, 무엇이 중요할까

결론부터 이야기하자면, 차별화와 빠른 개발은 반드시 잡아야 하는 두 마리 토끼와 같다. 이와 관련해 2013년에 발표된 매우 흥미로운 연구 결과가 있다(Schulze와 Ringel, Nature Review Nrology 2013).

<그림 3>을 살펴보자. <그림 3>은 임상적 차별성과 시장 진입 순서에 따른 시장점유율을 분석한 것이다. 1990~2010년 사이 FDA 승인을 받은 53개의 신약 중 같은 기전을 가진 약물들끼리 임상적 차별성과 시장진입 순서, 그리고 시장점유율의 상관관계를 분석했다.

이 분석에 따르면 거의 비슷하긴 하지만 빠른 개발이 임상적 차별성 확보에 비해 약간 더 중요했다. 시장에 최초로 진입하고 임상적 차별화가 큰, 소위 말하는 퍼스트 인 클래스 약물의 시장점유율은 100%다. 이를 뒤따라오는 베스트 인 클래스 약물(임상적 차

별성이 크지만 시장 진입이 느린 약물)의 시장점유율은 88%다. 그러나 임상적 차별성이 약간 적더라도 시장에 가장 먼저 진입한 약물의 시장점유율은 92%다. 한편, 임상적 차별성이 낮은 경우에는 아무리 빨리 개발된다 하더라도 시장점유율이 40%에 그쳤을 뿐만 아니라 두 번째 승인되는 약물부터는 시장점유율이 3%, 8%, 2%에 불과했다.

그럼 추종 follow-on 약물들은 얼마나 빠르게 개발해야 하는 걸까. <그림 4>는 이를 분석한 것이다. 임상적 차별화가 크다 하더라도 첫 번째 약물이 승인된 이후 동일 계열에서 2~5년 이내에 승인된 약물의 시장점유율은 38%로 뚝 떨어진다. 5년이 넘어가면 그나마도 17%로 급감한다. 임상적 차별성 확보와 더불어 빠르게 임상을 진행해 시장에 진입하는 것, 가능하다면 첫 번째 약에 비해 적어도 2년 이내에 진입하는 것이 성공적 개발에 매우 중요한 요소임을

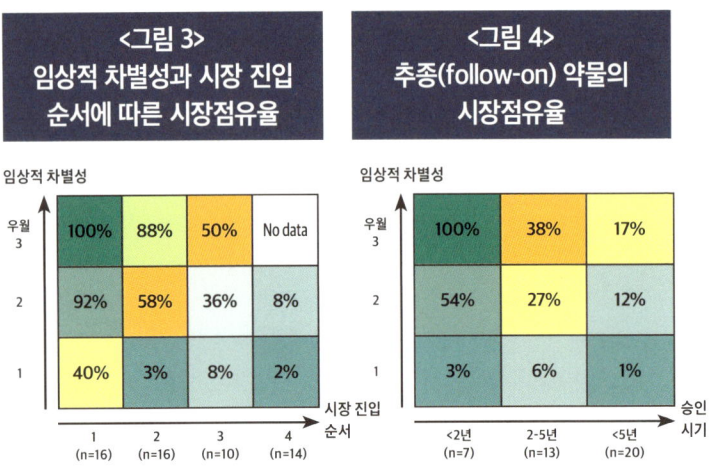

자료 Schulze and Ringel, Nature Review Nrology 2013

여실히 보여준다.

'두 마리 토끼'를 잡기 위한
승리의 마음가짐 winning mindset

다윗이 골리앗과의 싸움에서 승리한 사례를 통해 우리는 힘이란 육체적 완력이 아닌, 속도와 기습의 형태로도 나타날 수 있음을 배울 수 있다. 이를 신약 개발에 대입하면 정확한 분석을 통한 임상적 차별성 확보와 빠른 개발은 거대한 글로벌 제약사와 경쟁하는 무기가 될 수 있을 것이다.

그러나 이 이야기에는 가장 중요한 한 가지가 빠져 있다. 애초에 다윗에게 승리의 마음가짐, 다르게 말하면 도전하고자 하는 마음이 없었다면 승리란 존재하지도 않았을 것이다. 그러므로 우리에게도 어려운 환경이지만 도전하는, 그리고 난관을 만나면 극복할 수 있는 승리의 마음가짐이 필요하다. 신약 개발을 하는 사람은 물론이고 이를 곁에서 응원하는 사람 모두에게 해당한다. 신약 개발이라는 험난한 길 위에서 끊임없이 도전하고 난제를 풀어나갈 수 있는 단단한 마음의 근육을 길러야 한다.

7장   임상시험과 안전성 관리

임상적 이익과 위험 사이에서 현명하게 저울질하는 법

'독성학의 아버지'로 알려진 스위스 의사이자 화학자 파라셀수스(1493~1541)는 "모든 물질은 독"이라고 말했다. 독성 없는 약물은 존재하지 않는다는 것이다. 실제로 임상개발이란 끊임없이 신약의 임상적 효능과 위험성을 저울질하는 과정이라고 할 수 있다. 많은 사람이 더 나은 신약 효능에 열광하지만, 안전성이 뒷받침되지 않는 효능은 허상에 불과하다. 임상시험과 안전성 관리에 대해 살펴본다.

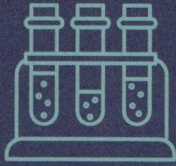

신약 개발 목적이 환자에게 더 나은 치료제를 제공하기 위함이라는 것을 떠올리면, 대부분의 경우 왜 신약의 부작용보다 유용성에 더 큰 관심을 두는지를 쉽게 이해할 수 있다. 그러나 신약으로 발생할 수 있는 부작용에 대한 이해가 늦어지면 늦어질수록 치러야 할 대가는 커진다. 임상개발 프로그램 전체가 주저앉는 것도 문제지만 환자의 안전, 나아가 생명과도 직결되기 때문이다.

사례들을 통해 신약 개발 과정에서 안전성 관리의 중요성에 대해 곰곰이 생각해보자.

'코끼리 임상시험'이라는 오명 :
TGN1412의 사례

TGN1412는 CD28 작용제로 2006년 독일의 테제네로^{TeGenero}가 백혈병 및 자가면역질환 치료제로 개발한 물질이다. 우리 몸에서 면역반응이 일어나기 위해서는 T세포가 항원을 인식하고 활성화돼야 하는데, 이때 중요한 역할을 하는 단백질이 T세포에 발현하는 CD28 단백질이다.

체내에 감염원 등이 침입하면 수지상세포와 같은 항원제시세포는 CD80·CD86 단백질을 고발현시키는 동시에 주조직적합복합체^{MHC} 단백질을 통해 T세포에 항원을 제시한다. 이때, MHC 단백질은 T세포 표면의 T세포 수용체에 결합하고, CD80·CD86은 CD28 단백질과 결합하면서 이중으로 신호가 전달될 때 T세포가 활성화된다. 동물실험에서 TGN1412는 저용량에서는 조절T세포를 활성화시키고 고용량에서는 세포독성T세포를 주로 활성화시키는 것으로 확인됐다.

실제 2006년 3월 첫 번째 임상시험에서 시험대상자에게 투약되기 전까지 TGN1412는 다양한 동물모델에서 안전하고 효과적인 것으로 평가됐다. 이후, 사람의 CD28 수용체와 100% 서열 상동성을 가져 TGN1412의 독성을 평가하기 적합한 종으로 평가된 시노몰구스 원숭이^{Cynomolgus monkey}와 레서스 원숭이^{Rhesus monkey}에서 반복 독성시험이 수행됐다. 이 독성시험에서 5~50mg/kg 용량의 TGN1412가 매주 투여됐는데 이때 최고 용량인 50mg/kg에서도 별다른 독성은 관찰되지 않았다. 이에 최대 무독성용량^{NOAEL}은 50mg/kg/week로 설정됐다.

TGN1412는 당시로서는 다소 생소한 작용기전을 가진 약물이었지만 이러한 전임상 결과를 바탕으로 영국 규제기관으로부터 첫 사람 임상^{first-in-human} 시험의 임상시험계획^{IND}을 승인받았다. 당시에는 NOAEL을 기준으로 첫 투약 용량을 선정하는 것이 일반적 관행이었다. 원숭이 NOAEL 50mg/kg을 사람 용량으로 변환해 안전성 마진을 좀 더 둔, 0.1mg/kg에서 첫 투약이 진행됐다.

2006년 3월 13일, 런던의 노스위크 파크 병원 내에 위치한 글로벌 임상수탁기관^{CRO} 파렉셀이 독립적으로 운영하는 병동에서 건강한 6명의 남성 자원자에게 TGN1412가 정맥으로 주사됐다. 그리고 어떤 일이 벌어졌을까. 말 그대로 진정한 재앙이 발생했다.

투여 직후 건강했던 자원자 여섯 명 모두에게서 다장기 부전증을 동반한 사이토카인 방출 신드롬^{Cytokine Release Syndrome, CRS}이 발생했다. 그중 두 건은 생명을 위협할 정도로 심각한 수준이었다. 투여 16시간 후, 이들 모두 중환자실로 옮겨졌고 이후 3주간 사경을 헤맸다. 그중 가장 심각했던 한 명은 머리가 정상 크기의 3배로 부어오

신약으로 인해 발생할 수 있는 부작용에 대한 이해가 늦어질수록 치러야 할 대가는 커진다. 임상개발 프로그램 전체가 주저앉는 것도 문제지만 환자의 안전, 생명과도 직결되기 때문이다.

르고, 호흡곤란 등 심각한 부작용으로 한동안 기계 호흡에 의존해야만 했다.

아래 사진 속 모습처럼 자원자들의 머리가 부어올라 코끼리처럼 됐다고 해서 이 사건은 '코끼리 임상시험'이라는 오명으로 불리기도 한다. 다행스럽게도, 이들 여섯 명 모두 무사히 퇴원할 수 있었지만 이 사건은 이 임상시험에 참여한 자원자들, 시험 관련자들, 허가기관, 학계, 더 나아가 사회 전반에 큰 충격을 줬다.

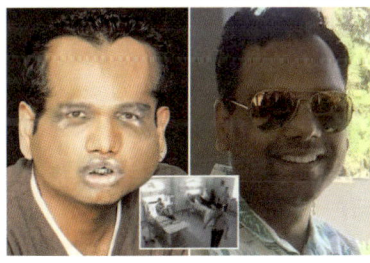

자료 <더 선>

어쩌다 이런 일이 발생한 걸까. 이 사건이 발생한 이후 여러 해 동안 많은 과학자가 원인 규명에 매달렸다. 여러 원인이 있었지만, 무엇보다 원숭이에게 진행한 독성시험 결과를 너무 믿은 게 문제가 됐다. 이후 밝혀진 사실이지만 사람의 CD28 수용체와 100% 서열 상동성을 가진 것으로 '생각'됐던 시노몰구스 원숭이와 레서스 원숭이의 CD28 수용체는 아미노산 서열이 사람과는 최대 4% 달랐다. 뿐만 아니라, 시노몰구스 원숭이의 경우 T세포에 CD28 단백질 발현이 사람에 비해 적다는 사실이 이후에 밝혀졌다. CD28 단백질 발현량이 적으니 CD28 작용제인 TGN1412가 고용량 투여돼도 사이토카인 방출 신드롬 등의 부작용 발생이 덜했던 것이다.

    뿐만 아니라, 대부분 설치류 세포를 이용해 체외$^{in\ vitro}$ 세포실험이 진행돼 사람의 면역반응을 모방하기 어려웠던 점도 문제로 지적됐다. 사람과 원숭이, 사람과 설치류의 서로 다른 종^{species} 간 표적 단백질의 발현 정도, 결합력 차이 등을 고려하지 않은 채 투여 용량인 0.1mg/kg이 선정돼 결과론적으로는 너무 고용량이 투여됐다. 이후에 밝혀진 사실이지만, 사람에게 투여됐던 0.1mg/kg은 CD28 수용체 점유율이 60%에 달했을 뿐만 아니라 염증성 사이토카인 분비를 유도하는 포화 농도에 해당됐다.

    TGN1412의 경우 비임상 결과를 통해 임상에서 발생할 수 있는 안전성 문제를 예측하는 데도 실패했지만, 임상시험을 설계하고 수행하는 과정에서 안전성 관리 자체에도 큰 문제가 있었다.

    첫째, 기전적으로 생소하고 잠재적으로 예측되지 않은 부작용이 발생할 가능성이 있는 약물임에도 여섯 명의 자원자 모두에게 TGN1412가 '거의 동시에' 투약됐다. 여섯 번째 환자가 투약될 무렵 첫 자원자는 이미 이상반응을 보이고 있었다. 그럼에도 불구하고 연구진은 마지막 자원자에게 TGN1412를 투약했다. 신약의 첫 번째 임상시험의 경우 약물 투약 후 발생할 수 있는 이상반응을 예측하기 어렵기 때문에 첫 환자 투약 후, 가령 48시간 내지 72시간 동안 발생하는 이상반응을 충분히 관찰한 후 이상이 없으면 다음 환자에게 약물을 투약하는 방식으로 임상시험을 설계한다. 그런데

TGN1412 임상의 경우 이러한 설계가 적용되지 않았다.

둘째, 약물이 원숭이 때보다 10배나 빠른 속도로 정맥주사 됐다. 빠르게 정맥주사를 하다 보니 급격한 반응이 일어날 가능성이 높아질 수밖에 없었다.

셋째, 기전적으로 발생 가능한 이상반응, 예컨대 사이토카인 방출 증후군 등에 대한 연구자 인지 및 교육이 매우 부족했다. CD28을 자극하는 물질의 경우 면역반응이 갑자기 활성화돼(원숭이 독성시험에서는 나타나지 않았지만) 투약 후 사이토카인 방출 증후군이 일어날 수도 있는 상황이라면, 이에 대비를 해야 했는데 그러지 못했다. 연구자들이 갑자기 닥친 상황에 허둥지둥할 수밖에 없었던 이유다.

넷째, 임상시험이 수행된 장소는 병원이 아닌 글로벌 CRO 파렉셀이 독립적으로 운영하는 병원 내 병동이었다. 아무래도 사이토카인 방출 증후군과 같은 급격한 임상적 악화에 대한 진단과 대응 경험이 부족할 수밖에 없었고, 이는 진단과 치료 지연으로 이어졌다.

이토록 사회 전반에 큰 충격을 주었던 TGN1412는 놀랍게도 여전히 임상개발 단계에 있다. 실패를 용인하지 않는 한국 사회에서는 보기 어려운 일이다. 테제네로는 이후 펀딩에 실패하며 사실상 역사 속으로 사라졌지만 이 물질은 테라맵TheraMab을 통해 TAB08이라는 이름으로 다시 개발되고 있다. 사건이 있은 지 수년 후, TAB08의 새로운 1상 임상시험이 30명의 건강한 자원자를 대상으로 수행됐다.

이때, 시작 용량은 '코끼리 임상시험'에 비해 1000배 낮은

0.0001mg/kg으로, 용량 증량은 천천히, 그리고 신중히 이뤄졌다. 임상시험은 경험이 풍부한 대학병원에서 수행됐고, 자원자들은 충분한 간격을 두고 약물을 투약받았다.

정맥주사는 매우 천천히 진행됐을 뿐만 아니라 이전 임상시험에서 관찰한 이상반응이 발생할 경우 즉각적으로 대응할 수 있도록 충분한 교육과 환경이 갖춰졌다. 놀랍게도, 이 임상에서 TAB08은 내약성이 우수한 것으로 평가됐다.

초기 임상에서
피아루리딘 간독성 사례

이와 같이 신약의 이상반응은 효능만큼이나 면밀하게 관찰되고 그 특성 역시 제대로 파악돼야 한다. 안전성 모니터링은 임상설계 시 고려해야 할 가장 중요한 요소 중 하나다. 그러나 종종 초기 임상 단계에서도 관찰되지 않았던 이상반응들이 2상, 3상 단계에서 발생해 임상개발이 중단되는 사례들도 있다. 피아루리딘의 사례를 살펴보자.

피아루리딘은 티미딘^{thymidine} 아날로그로 1990년대 B형간염 치료제로 일라이릴리가 개발했던 약물이다. 피아루리딘의 경우 생쥐, 랫^{rat}, 개, 원숭이, 그리고 마멋^{marmot}에서 수행된 동물실험에 사람에게 투약된 용량보다 100배 높은 용량이 투여됐음에도 불구하고 독성 반응이 일어나지 않았다. 심지어는 43명의 환자를 대상으로 2주 또는 4주 기간 수행된 초기 임상시험에서도 특별히 눈에 띄는 이상반응이 발생하지 않았다.

문제는 1993년에 진행된 2상 임상시험에서 발생했다. 이 임상시험은 피아루리딘 0.1mg/kg 및 0.25mg/kg을 매일, 24주간 투약하는 공개 라벨, 무작위 배정 임상시험이었다. 임상시험이 시작된지 약 3개월이 경과한 1993년 6월 초, 약 10명의 환자에서 구역, 구토, 설사 및 복통 등 이상반응 증가가 관찰되기 시작했다. 6월 중순에 이르자 3명의 환자는 이상반응으로 더 이상 피아루리딘을 투약할 수 없었다.

6월 25일, 투여를 중단한 3명 중 1명의 환자, 그러니까 당시까지 약물을 투여받던 15명의 환자 중 1명이 급격한 젖산산증, 간부전 및 신부전으로 입원을 하게 됐다. 6월 26일 임상시험은 즉각 중지됐고 피아루리딘 투여 역시 중지됐다. 그러나 안타깝게도 피아루리딘 투여를 중지했음에도 불구하고 이들 중 7명의 환자에서 추가로 심각한 간부전이 발생했고, 이 중 다섯 명은 사망, 나머지 2명은 간 이식을 받고 겨우 생존할 수 있었다.

흥미로운 것은 대부분의 환자가 8주 차까지는 상대적으로 경증의 이상반응만을 보고했다는 점이다. 투약 후 9주 차를 기점으로 이상반응의 중증도가 증가하기 시작했다. 2주 또는 4주 기간으로 상대적으로 짧은 기간에 투약을 진행했던 초기 임상에서는 파악할 수 없었지만, 장기 투약 시 미토콘드리아 손상으로 인한 지연성 간독성이 발생한 것으로 평가됐다.

사후약방문 같은 일이긴 하지만, 이 사건이 발생한 이후 B형 간염을 유발한 마멋에서 간독성을 평가하기 위한 비임상 독성시험이 수행됐다. 투약 후 8주까지는 혈청 내 간염 바이러스 감소 이외에 별다른 독성 프로파일이 관찰되지 않았다. 그러나 12주 이후부터 마멋들은 몸무게가 줄고 전형적인 미토콘드리아 손상 소견을 보이기 시작했다. 적절한 모델에서 장기 투여 비임상 독성이 제대로 수행됐다면, 또 그 결과를 제대로 해석하고 임상시험 수행 시 면밀히 관찰했다면 피해를 최소화할 수 있었을 것이다.

임상시험 중 안전성 관리

임상시험 중 안전성 관리에 대해 구체적으로 논하기에 앞서 안전성 결과를 기술할 때 자주 등장하는 안전성 관련 용어들에 대해 살펴보자.

- **이상반응**Adverse Event, AE 임상시험용 의약품을 투여한 시험대상자에게 발생한 모든 유해하고 의도하지 않은 증후, 증상 또는 질병을 말한다. 이때 약물과 반드시 인과관계를 가져야 하는 것은 아니다.

- **약물이상반응**Adverse Drug Reaction, ADR 임상시험용 의약품의 임의 용량에서 발생한 모든 유해하고 의도하지 않은 반응으로, 임상시험용 의약품과 인과관계를 부정할 수 없는 경우로 정의된다. 만약, 어떤 시험대상자가 타이레놀을 투약한 이후 길을 가다가 넘어져서 무릎에 출혈이 발생했다면, '출혈'은 이상반응에 해당된다. 타이레놀과 인과관계는 없지만 의약품을 투여한 대상자에게 유해한 증상이 발견되었으므로 이상반응으로 보고된다. 다만 이 경우, 약과의 관련성은 '관련성이 없음Not related'으로 보고될 것이다. 그런데 이 환자가 집으로 돌아와 근육통이 생겼다고 가정해보자. 이 경우엔 타이레놀 복용과 근육통의 인과관계를 완전히 배제할 수 없다. 그렇다면 근육통은 타이레놀의 약물이상반응으로 보고될 수 있다.

- **예상하지 못한**Unexpected 임상시험자 자료집Investigator's Brochure,

IB 또는 의약품의 첨부문서 등 이용 가능한 의약품 관련 정보에 비추어 약물이상반응의 양상이나 위해 정도가 차이 나는 경우를 의미한다. 여기서 중요한 것은 '예상하지 못한'의 기준이 임상시험자 자료집 기준이라는 것이다. 또한, 동일 계열 약물에서 잘 알려진 이상반응 class effect이고 임상시험자 자료집에 기술되어 있다 하더라도 해당 임상약에서 실질적으로 발생되어 임상시험자 자료집에 업데이트되기 전까지는 '예상하지 못한' 이상반응으로 간주된다.

- **중대한 이상반응**Serious AE(또는 중대한 약물이상반응Serious ADR)임상시험용 의약품 투약 후 발생한 이상반응 또는 약물이상반응 중 아래의 하나에 해당하는 경우로 정의된다.

> ❶ 사망하거나 생명에 대한 위험이 발생한 경우
> ❷ 입원할 필요가 있거나 입원 기간을 연장할 필요가 있는 경우
> ❸ 영구적이거나 중대한 장애 및 기능 저하를 가져온 경우
> ❹ 태아에게 기형 또는 이상이 발생한 경우
> ❺ 그 밖에 의학적으로 중요한 상황

중대한 이상반응·약물이상반응의 경우, 그 말이 내포하는 바와 같이 환자의 안전에 중대한 영향을 미치는 사례들이다.

시험자는 중대한 이상반응이 발생한 경우 약과의 관련성과는 무관하게 24시간 이내에 임상시험 의뢰자에게 알려야 한다. 의뢰자와 시험자는 환자가 회복되거나 더 이상 추적이 불가능할 때까지 중대한 이상반응의 경과를 추적·관찰해야만 한다. 또한, 임상시험 중 '예상하지 못한' '중대한' 약물이상반응이 발생하는 경우 의뢰자가 해당 사실을 보고받거나 알게 된 날부터 15일 이내(사망 또는 생

명을 위협하는 경우에는 7일 이내)에 규제기관에 해당 사례를 보고해야 한다.

한편, 중대성의 기준을 충족하지는 않지만 약물의 기전상 중요하다고 생각되는 이상반응들도 있다. 가령, 면역항암제 개발 시 면역 관련 이상반응, 또는 정맥주사 약물의 경우 투약 관련 이상반응 등은 위 중대성 기준과는 무관하게 의뢰자 입장에서 면밀히 검토해야 하는 이상반응으로 '특별관심대상 이상반응 adverse event of special interest'이라 지칭한다. 일반적으로 이러한 이상반응은 임상시험계획서 내에 정의되고, 중대한 이상반응과 동일하게 연구자 인지 후 24시간 이내에 보고해야만 한다.

무엇을 해야 하나?

앞서 소개한 사례에서와 같이 임상시험 중 신약의 위해를 충분히 평가하고 이 특성을 파악하는 것은 환자의 안전·생명과 직결될 뿐만 아니라 해당 신약의 성공적 개발에도 매우 중요하다. 워낙 안전성 관련 규제가 강력할 뿐만 아니라 보고 기한이 지켜지지 않는 경우 행정처분 등 법적 조치가 있어 약물감시, 안전성 관리 등을 논할 때 안전성 보고에 초점이 맞춰져 있는 경우가 많다. 적절한 안전성 관리를 위해 체계적인 보고는 매우 중요한 약물감시 활동의 한 축이지만, 또 다른 한 축, 즉 보고의 대상이 아니더라도 약물의 기전에 근거해 이상반응을 분석하는 것이 반드시 필요하다.

안전성 감시는 연구자로부터 보고받은 이상반응 정보를 검토하는 데 그치지 않는다. 안전성과 관련된 모든 정보, 즉 동물실험 또는 체외 실험, 임상적 또는 역학조사 결과, 비슷한 계열 약물의 학회 발표 자료, 문헌 정보, 외국 규제당국으로부터의 정보, 시판 후 보고서 등 다양한 출처로부터 얻은 안전성 정보를 면밀히 검토해야 한다.

예를 들어, 단백질 신약 A를 개발하고 있는데 우리 임상시험에서 수집된 정보에는 간독성과 관련된 특별한 징후가 보고된 바가 없는 반면, 최근 발표된 경쟁제품 B의 임상결과에서 중대한 간손상과 관련된 보고가 있었다고 가정해보자. 이러한 경우 신약 A에서도 비슷한 이상반응이 발생할 수 있을지에 대해 심각하게 고민해봐야 한다. 만약 조금이라도 비슷한 이상반응이 발생할 수 있다고 판단된다면, 다음과 같은 조치들을 취할 수 있다.

> ▶ 시험대상자 동의서에 간손상 가능성에 대한 정보를 포함해 즉시 개정하고 환자가 인지할 수 있도록 한다.
> ▶ 동물실험 또는 생체 외 연구를 통해 간손상 가능성에 대해 연구한다.
> ▶ 간에 문제가 있는 환자들은 제외하고 등록한다. 환자를 스크리닝할 때 간기능과 관련된 지표들을 추가·강화할 수도 있다.
> ▶ 임상시험 중 간손상과 관련된 지표들을 면밀히 모니터링해 환자 안전성을 담보할 수 있도록 한다.
> ▶ 관련된 정보 및 조치사항들을 임상시험자 자료집, 임상시험계획서 등에 구체적으로 포함한다.

안전성 감시에 정보의 취합, 분석과 더불어 반드시 기억해야 할 한 가지가 더 있다. 바로 안전성 정보의 신속한 공유다. 신약 C의 2상 임상시험을 국내외 10개 기관에서 진행하고 있다고 치자.

한 기관에서 연구자가 투약 후 피부염 증상을 발견했다. 다만, 증상이 심하지 않고 약과 인과관계도 없다고 판단해 크게 눈여겨보지 않았다. 이 연구자의 경우 본인이 진료하는 환자의 정보만을 가지고 있기 때문에 정보가 제한적이지만 의뢰자의 경우는 다르다. 만약 이러한 피부염 증상이 10개 기관 중 8개 기관에서 나왔다면 어떨까. 연구자가 이 소식을 들었다면 아마 피부염이 발생했을 때 신약 C와 관련이 있다고 판단할 수 있다. 그러나 정보가 제때 공유되지 않으면 연구자들은 개별 사례를 보고 판단하기 때문에 피부염은 신약 C와 관련이 없다고 판단할 가능성이 있고, 연구자가 약과 관련이 없다고 판단하는 사례가 늘어나게 되면 결과적으로 중요한 안전성 정보를 놓칠 수도 있다.

안전성 감시 활동이란 비단 중대한 이상사례의 경우에만 국한되지 않는다. 의뢰자는 모든 이상반응의 발생 빈도, 트렌드 등을 분석하여 연구자와 긴밀히 교류하고, 더 나아가 지속적으로 비임상적·임상적 안전성 근거를 만들어놓아야만 한다.

신약의 임상적 이득과
위험의 저울질 trade-off

앞에서 언급된 사례들은 외국에서 일어난 일이지만, 국내에서도 신약의 안전성으로 인한 임상 중단, 보고 누락으로 인한 사회적 이슈들이 빈번히 보도된다. 모든 물질은 독이므로 임상 단계에서 가벼운 정도부터 심각한 단계에 이르기까지 이상반응이 발생하는 것은 어쩌면 너무나 당연하다.

한 건 한 건 발생하는 중대한 이상사례들을 면밀히 모니터링

하고 분석하는 것은 분명 매우 중요한 일이다. 하지만 이에 더해 개발 신약의 전체적인 임상적 이득과 위험을 저울질하는 것 역시 필수다. 어찌됐든 임상적 이득이 위험을 상회할 경우에 한해 임상시험의 수행, 더 나아가 신약의 승인이 정당화될 수 있음은 자명하다.

국내 바이오 기업 헬릭스미스가 CAR-T치료제를 기술이전한 것으로 알려진 미국 블루버드바이오에서 희소식이 들려왔다. 이 회사는 2021년까지만 해도 개발 지연 등으로 인해 자금난에 시달리고 있었다. 그러나 회사의 미래를 결정하는 데 핵심으로 여겨졌던 렌티바이러스 기반 유전자치료제인 엘리셀에 대해 미국 식품의약국 FDA 자문위원회로부터 긍정적인 답변을 얻어내 청신호가 켜졌다.

FDA 자문위원회는 '엘리셀을 초기 활동성 대뇌 부신백질이영양증 어린이 환자에게 치료제로 사용할 경우 이익이 위험보다 큰가'라는 질문에 15 대 0, 만장일치로 동의했다. 2021년 8월 엘리셀로 진행 중이던 임상 3상에서 예상치 못한 중대한 약물이상반응 Suspected Unexpected Serious Adverse Drug Reaction, SUSAR 으로 골수형성이상증후군이 보고됐고 그 이후에도 추가로 2건의 사례가 보고됐지만, 그런 위험성에도 불구하고 이 희귀질환을 앓고 있는 어린이 환자에게 엘리셀의 임상적 이득이 크다고 본 것이다.

결국, '약효'와 '안전성'은 완전히 양립하기 어려운 개념이다. 약효가 늘어날수록 안전성 이슈가 발생할 확률은 증가한다. 그럼에도 불구하고 신약의 임상적 이득과 발생할 수 있는 위험, 그 양극단 어딘가의 지점을 찾아내는 것이 신약 개발의 열쇠가 아닐까. 그런 의미에서 오늘도, 내일도 우리는 저울질을 멈추지 말아야 할 것이다.

8장 — 효능 객관화를 위한 필수조건

임상시험 데이터 분석의 기초

임상시험의 본질은 언제나 환자에게 있다.
환자를 위해 안전하면서도 효능이 있는 약물을 개발하는 것이
신약 개발자의 사명이다. '안전하면서도 효능이 있다'는 것을
증명하기 위해서는 숫자가 필요하다.
통계 분석을 통해서만 이를 증명할 수 있다.
임상시험에서 데이터 분석의 기초가 되는
통계적 개념을 살펴보자.

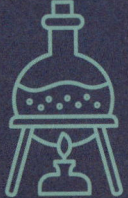

몇 명의 환자를 모집해야 할까?

어떤 임상은 수십 명을 대상으로 하는 반면, 또 다른 임상은 수백, 수천 명이 필요하다. 환자 수 선정의 기준은 무엇일까. 가장 중요한 것은 해당 임상시험의 목적이다. 진행하려는 임상시험의 목적이 약물의 특성을 파악하는 것인지, 또는 위약·대조약물과 '비교'를 진행하는 것인지에 따라 몇 명의 환자를 모집할지가 결정된다.

먼저 1상 임상시험과 같이 약물의 안전성과 내약성 등 약물의 특성 파악이 주 목적인 임상시험을 살펴보자. 이 경우 일반적으로 통계적인 가설, 즉 '신약과 대조약물(위약 또는 활성 대조군)의 효과는 다르다'와 같은 명제가 존재하지 않으며 환자 수는 경험적으로 정한다. 신약의 안전성과 내약성을 파악하기 위한 1상 임상시험이 대표적인 예다. 용량 증량시험에서 용량마다 몇 명의 환자를 등록할 것인지는 경험으로 정해지고(일반적으로 용량당 6~10명 정도 모집) 비슷한 종류의 임상시험 문헌 자료를 참고하기도 한다.

그렇다면 내가 개발 중인 신약과 위약·대조약물과 '비교'를 진행하는 경우는 어떨까. 비교를 진행하기 위해서는 통계적인 가설을 세우고 이 가설을 검정해야 한다. 이를 자세히 살펴보자.

우월성 superiority vs. 비열등성 non-inferiority

신약과 대조약의 비교를 진행하는 경우, 그 목적에 따라 크게 우월성 임상시험과 비열등성 임상시험으로 나눌 수 있다. 우월성 평가시험은 신약의 효과가 대조약보다 우월함을 증명하고자 하는 임상시험이다.

이와 달리, 비열등성 시험이란 신약이 대조약보다 열등하지 않음, 즉 더 나쁘지 않음을 증명하는 임상시험이다. 신약의 효과가 대조약보다 무조건 좋아야 하지 않을까 생각할 수도 있지만 실제 상황에서는 우월성 입증이 어려운 경우도 많다.

대조약이 위약이라면 간단하다. 신약의 효과가 위약에 비해 우월해야 함이 당연하기 때문이다. 그러나 대조약이 이미 표준치료제라면 어떨까. 고혈압 신약 A의 임상시험을 한다고 생각해보자. 이미 수많은 혈압약이 표준치료제로 사용되고 있는 상황에서 위약을 환자에게 투약하는 것은 환자 치료를 최우선으로 해야 하는 치료 원칙에 위배될 뿐만 아니라 심각한 윤리적 문제를 야기한다. 그러므로 신약 A는 이미 효과가 잘 입증된 혈압약과 비교해 우월성을 보여야 한다. 이때 신약 A가 시판된 혈압약과 비교해 우월성을 보일 수 있을지 냉정하게 판단해야 한다. 어렵다고 생각되는 경우, 비열등성 임상시험을 통해 신약이 대조군과 비교해 더 나쁘지 않음을 증명해야 한다. 개발사 입장에서는 효과가 비슷하더라도 안전성이나 편의성을 개선할 수 있다면 시장에서 충분히 매력적일 수 있다.

충분한 검정력을 확보하라

그럼 이때 환자 수는 어떻게 산출되는지, 그 원리를 생각해보자. 우월성을 증명하고자 할 때 가설은 '신약은 효과가 있다(신약과 위약의 효과는 다르다)'로 명확하다. 이렇듯 우리가 주장하고자 하는 바를 통계적 용어로는 대립가설이라고 한다. 대립가설과 반대되는 내용을 귀무가설이라 칭한다. 여기서 귀무가설은 신약은 효과가 없다, 즉 '신약과 위약의 효과는 같다'다.

비교 임상이란 다시 말하자면 위와 같이 대립가설과 귀무가설을 설정하고, 통계적 분석을 통해 귀무가설 기각 여부를 판정하는 것이다. 우리는 제한된 환경, 유한한 자원으로 자료를 모아 신약과 위약의 효과를 비교하기 때문에 효과가 없는 신약이 효과가 있는 것처럼 보일 수도 있고, 반대로 효과가 있는 신약이 임상시험에서 효과를 입증하지 못할 수도 있다. 이런 상황을 떠올려보자. 효과가 없는 신약인데 우연히 임상시험에서 효과가 있는 것이다. 즉 귀무가설(신약은 효과가 없다)이 참임에도 불구하고 대립가설(신약은 효과가 있다)을 채택하는 상황이다. 이러한 상황을 '제1종 오류'라고 한다. 즉 신약이 효과가 없는데도 효과가 있다고 할 오류를 의미한다. 이와는 반대의 상황, 실제로는 효과가 있는 신약인데 임상시험에서 효과를 입증하지 못하는 상황은 '제2종 오류'라고 칭한다. 제2종 오류를 범하지 않을 확률, 즉 효과가 있는 신약을 효과가 있다고 판단할 확률을 검정력statistical power이라고 한다.

일반적으로 제1종 오류를 더 큰 오류로 본다. 효과가 있는 신약을 승인하지 못한다 할지라도 효과가 없는 신약을 승인해서는 안 된다는 의미다. 혹여 범인에게 무죄를 선고하는 가능성이 있을지라도 증거가 불충분한 경우 무죄를 선고하는 것과 같은 이치다. 그러므로 임상시험에서는 일반적으로 매우 중대한 오류인 제1종 오류를 범할 확률의 상한선을 미리 정한다. 제1종 오류를 범할 확률

(유의수준)을 통상 2~5%로 제한하는 것이다. 유의수준이 5%일 때 100%에서 제1종 오류를 범할 확률을 제외한 나머지 95%를 신뢰구간이라 한다. 한편, 효과가 있는 신약을 효과가 있다고 판단할 확률은 개발사 입장에서 매우 중요하다. 검정력은 통상적으로 80~90% 수준으로 설정된다.

환자 수 결정의 핵심, 검정력

앞서 설명한 제1종 오류와 제2종 오류에서 한 가지 기억할 것은 제1종 오류를 범할 확률, 즉 유의수준은 변하지 않는다는 점이다. 유의수준은 우리가 정하는 것이고 일종의 상수라 할 수 있다. 모집할 환자 수를 결정하는 데 가장 중요한 개념은 바로 검정력이다. 시험대상자가 많으면 많을수록 검정력은 증가한다. 비교하는 두 군이 차이를 보이는 적정 수준의 검정력을 확보하기 위해서는 충분한 수의 시험대상자를 모집해야만 한다(ICH E9 가이드라인).

한편, 검정력은 약효의 차이와도 관련이 있다. 비교하는 두 약물의 약효 차이가 크면 클수록 효과가 있는 신약을 효과가 있다고 판단할 확률인 검정력이 증가한다. 단순하게 표준치료제 혈압약은 혈압을 평균 10mmHg 떨어뜨릴 수 있고 신약 A는 혈압을 15mmHg, 신약 B는 혈압을 30mmHg 떨어뜨릴 수 있다고 가정해 보자.

만약 표준치료제와 신약 A를 비교하는 임상시험에서 90% 검정력을 확보하기 위해서 50명이 필요했다면, 표준치료제와 신약 B를 비교하는 임상시험에서 동일한 검정력을 확보하기 위해서는 훨씬 적은 시험대상자가 필요할 것이다. 약물 자체의 약효 차이가 크다 보니 효과가 있는 신약을 효과가 있다고 할 확률이 더 적은 환자 수로도 확보된다. 그런데 사실상 임상설계를 진행할 때 가장 어려운 부분 중 하나가 약효의 차이를 '예측'하는 것이다. 실제로 표준치료제와 우리가 개발하고 있는 신약이 약효 측면에서 얼마나 차이가 날지를 예측하는 것은 너무나 어려운 일이다. 각종 문헌 자료, 알려진 임상 자료들을 충분히 활용해 신중하게 판단해야 한다.

결국 임상시험의 성공 여부가 이러한 예측을 기반으로 모집한 환자에서 신약이 효과가 있음을 통계 분석을 통해 보여주는 것이라는 점을 상기할 때 환자 수 산출은 임상설계 단계에서 성공 여부를 결정하는 데 매우 중요한 개념임을 알 수 있다.

분석군 : Intention-to-treat와 Per Protocol, population

위와 같이 유의수준 5%, 검정력 90%로 임상시험을 설계해 신약과 위약에 각각 100명씩 환자를 등록하는 것으로 눈가림, 무작위 배정 임상시험을 설계했다고 가정해보자. 총 200명의 환자가 무작위 배정돼 각각 100명씩 신약과 위약을 투약받게 됐다. 임상시험에 등록된 모든 환자가 중도 탈락 없이 모든 임상시험 과정을 완벽하게 실시하고 자료 역시 잘 기록됐다면 분석은 간단하다. 모든 환자를 분석군에 포함해서 분석하면 된다.

이러한 이상적인 상황을 달성하면 좋겠지만 현실적으로 임상시험을 수행하는 과정에서 다양한 변수가 발생한다. 시험대상자들은 다양한 이유로, 예를 들면 이사를 간다거나 개인 사정이 생긴다거나 더 이상 임상시험에 참여하고 싶지 않다든가 등의 이유로 임상시험을 중도에 멈추기도 하고, 임상시험계획서에서 필요로 하는 절차들을 제대로 준수하지 않기도 한다. 그럼 이런 환자들은 과연 분석에 포함시켜야 할 것인가.

임상시험 효과를 분석할 때 크게 두 가지 접근 방법이 있다. Intention-to-treat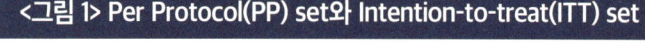ITT 분석군은 무작위 배정을 받은 후 한 번이라도 약을 배정받은 대상자라면 중간에 임상시험 과정을 다 마치지 못하고 탈락한다 하더라도 모든 분석에 포함시키는 방법이다. Per Protocol^{PP} 분석군은 임상시험이 종료될 때까지 약물 투약을 마친

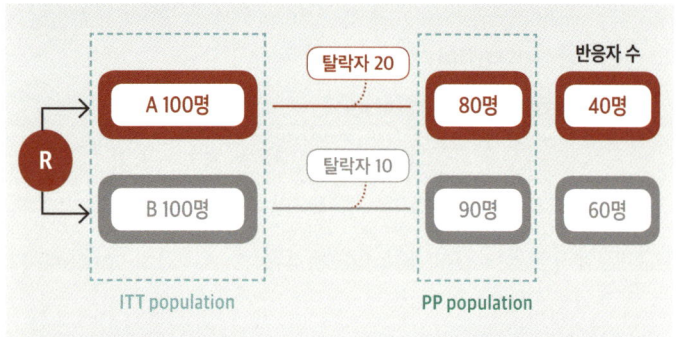

<그림 1> Per Protocol(PP) set와 Intention-to-treat(ITT) set

<표 1> ITT와 PP 분석법에 따른 유효성 차이

	배정자 수	중도 탈락자	완료자 수	반응자 수	ITT 분석	PP 분석
A arm	100	20	80	40	40/100=40%	40/80=50%
B arm	100	10	90	60	60/100=60%	60/90=67%

자료 보건복지부, 한국보건산업진흥원 임상시험 길잡이

대상자만을 유효성 분석에 포함시키는 방식이다<그림 1>.

예시와 같이 같은 임상시험 결과라 하더라도 PP 분석을 진행하느냐, ITT 분석을 진행하느냐에 따라 결과가 달라진다. 일반적으로 ITT 분석군에서 유효성이 낮게 나오는데, 그 이유는 중도탈락자 모두를 분석에 포함시키기 때문이다. 중간에 임상시험을 그만두게 되는 데에는 여러 가지 이유가 있는데 이상반응이 있다거나, 기대하던 약효가 나오지 않았다거나 약효와 관련된 이유로 그만뒀을 가능성이 있다. 이런 환자들을 모두 포함해 분석을 진행하다 보니 유효성이 낮게 나오는 것이다. 반대로, 임상시험을 마지막까지 종료한 환자들의 경우 약물의 치료효과가 좋았을 수 있다. 따라서 이러한 환자들만 포함해 분석을 진행하는 PP 분석군의 경우 유효성이 더 좋게 나타날 수 있다<표 1>.

임상시험에서 ITT군 혹은 PP군을 선택할지에 대한 절대적 원칙은 없으나 통상 우월성 검증일 경우 ITT 접근법을, 비열등성 검정일 경우 PP 분석을 권장한다. 한편, 어떤 분석군으로 분석을 하더라도 본질적인 임상시험 결과는 변하지 않는다는 것 역시 입증할 필요가 있다. 미국 식품의약국^{FDA}으로부터 식도편평세포암의 1차 치료제로 승인을 받은 니볼루맙의 기사를 살펴보자. 해당 임상은 ①화학치료제 ②니볼루맙과 이필리무맙 병용 ③니볼루맙과 화학치료제 병용 등 세 개의 군(1 : 1 : 1 무작위 배정)으로 이루어져 있었는데 ITT 분석군에서 약효를 검증했다.

한편, 위험비$^{Hazard\ Ratio,\ HR}$는 생존자료를 분석할 때 흔히 쓰이는 개념이다. 위험비를 이해하기 전에 위험률$^{hazard\ rate}$부터 이해해야 한다. 위험률이란 일정 기간을 추적했을 때 종료 시점에서 사건이 발생할 확률이다. 확률은 확률인데 '시간'의 개념이 포함된다. 위험비^{HR}는 신약의 위험률을 대조약의 위험률로 나눈 비율이다. 만약 위험비가 1이라면 두 약물은 동일한 위험률을 가진다는 의미이다. 만약 위험비가 1보다 크다면 어떨까. 신약의 위험률, 즉 사망할 위험이 높다는 거다. 위험비가 1보다 작다면 신약의 위험도가 감소한다. 신약으로 인한 사망률이 비교 약제보다 낮음을 의미한다.

니볼루맙 연구에서 니볼루맙과 화학항암제를 비교했을 때 위험비는 0.74로 니볼루맙으로 인한 사망률이 화학항암제보다 낮았다. 즉 약효를 보인 것이다. 이때 95% 신뢰구간과 유의수준^{P}을 함께 해석하는 것이 중요하다. 니볼루맙 사례에서 95% 신뢰구간은 0.61~0.9였는데, 이는 위험비가 0.61에서 0.9 사이에 존재할 확

니볼루맙 FDA 승인기사 발췌(2022년 5월 27일)

CheckMate 648 demonstrated statistically significant improvements in overall survival in all randomly assigned patients and in the subpopulation with tumor cell PD-L1 ≥ 1% for both nivolumab-containing regimens when individually compared to chemotherapy.

In the intention-to-treat (ITT) population (all patients randomly assigned), overall survival results revealed:

- The hazard ratio of the comparison nivolumab, fluorouracil, and cisplatin vs chemotherapy was 0.74 (95% confidence interval [CI] = 0.61-0.90, P = .0021)
- The hazard ratio of the comparison of nivolumab and ipilimumab vs chemotherapy was 0.78 (95% CI = 0.65-0.95, P = .0110).

In the ITT population, the median overall survival was 13.2 months (95% CI = 11.1-15.7 months) in the nivolumab, fluorouracil, and cisplatin arm; 12.8 months (95% CI = 11.3-15.5 months) in the nivolumab and ipilimumab arm; and 10.7 months (95% CI = 9.4-11.9 months) in the fluorouracil and cisplatin arm.

률이 95%라는 의미다. 즉 오차가 좀 있다고 하더라도 위험비는 1보다 작으므로 신약이 효과적이라고 해석할 수 있다. 또한 P=0.0021이므로 우연에 의해서 결과가 나올 수 있는 확률은 0.21%로 신뢰할 만한 결과라고 볼 수 있다. 그런데 위험비가 0.74로 동일하면서 95% 신뢰구간이 0.61~1.38이라고 가정해보자. 그렇다면 위험비가 0.61에서 1.38 (1보다 큼) 사이일 확률이 95%다. 즉 일부 경우에서는 위험비가 1보다 클 수 있으므로 신약이 효과적이라고 보기 어렵다.

임상시험 분석은 분석 전에 구체화돼야 한다

기본적이면서도 필수적인 임상시험 결과 분석과 관련된 통계적 고려 사항은 임상시험 설계 시 임상시험계획서의 통계 부분에 기술한다. 이와는 별도로 통계분석계획statistical analysis plan에 좀 더 상세한 내용을 포함해 결과 분석 실시의 전반적인 과정을 분석 전에 상세히 정의한다. 예를 들어 어떤 분석군을 포함해 분석을 진행할 것인지, 결측치가 발생하면 어떻게 할 것인지 등이다. 실제 최종 임상시험 자료를 검토하다 보면 시험대상자가 예정된 절차를 지키지 않아 결측치가 발생하는 경우가 많은데, 이 경우는 어떻게 할 것인지 등 다변적 상황을 반영해 구체적으로 기술해야 한다.

눈가림 임상시험을 진행했는데 눈가림을 해제한 후 결과가 마음에 들지 않는다고 분석 계획을 바꾸는 일은 임상시험 결과의 신뢰성을 무너뜨린다. 당연한 얘기지만, 임상시험 분석의 기본적인 원칙을 바꾸는 일, 예를 들어 목표 환자 수를 변경하거나, 임상시험 중간에 의도치 않게 눈가림이 해제된다든지 하는 것 역시 임상시험 신뢰도 전체에 매우 심각한 영향을 미친다. 따라서 늘 명확한 사유가 임상시험계획서나 통계분석계획에 구체적으로 기술돼야만 하

임상시험과 중간 분석, 그리고 독립데이터평가위원회

우리는 기사 등을 통해 임상시험 '중간 분석 결과'를 흔히 접한다. 하나의 임상시험이 시작하고 최종 결과가 도출되기까지는 해당 임상시험의 상, 환자 수, 적응증 등에 크게 영향을 받지만 통상적으로 최소 1년 이상이 소요된다. 2상, 3상인 경우는 수년이 소요된다. 그러므로 임상시험이 끝나기 전, 그러니까 '중간에' 데이터를 분석함으로써 도출된 데이터에 근거해 임상설계를 변경할 수도 있고 임상시험의 지속 여부 등을 결정하기도 한다.

일반적으로 '중간 분석'이라 함은 무작위 배정, 눈가림, 비교 임상시험에서 중간 분석을 실시하는 경우를 칭하며, 임상을 진행하는 도중 유효성 및 안전성에 대해 치료군 간의 차이를 비교할 목적으로 실시하는 분석을 의미한다. 이런 궁금증이 든다. 공개라벨 임상시험에서 중간 분석을 수행하는 경우는 뭐라고 할까? 이 경우 역시 편의상 중간 분석이라고 칭하기는 한다. 다만, 공개라벨 임상시험이란 연구자와 시험대상자를 비롯한 임상시험에 참여하는 모든 사람이 누가 어떤 약을 투약받고 있는지 투명하게 알고 있는 임상이다. 그러므로 환자 1명의 데이터든, 10명의 데이터든 데이터가 수집되면 언제든지 분석을 할 수 있으므로 눈가림, 무작위 배정 임상시험의 중간 분석과는 결이 다르다.

눈가림, 무작위 배정 임상시험의 경우 눈가림이 돼 있으므로 특정한 절차를 거치지 않으면 누가 어떤 약을 투약받았는지 아무도 모른다. 즉 '눈가림을 해제'해야만 중간 분석을 진행할 수 있다. '눈가림을 해제'하는 것은 치우침의 가능성이 커지는 것을 의미한다. 예를 들어 철수가 위약을 맞고 있는 것을 연

고 불필요한 변경은 최소화해야 한다. 어떤 경우이건 임상시험계획서에 명확히 기술된 분석으로 얻어진 결과만이 신뢰할 수 있고, 확증적인 것으로 간주한다.

구자가 눈가림 해제를 통해 알게 됐다면 추후 연구자가 철수의 치료 결정을 하는 데 영향을 미칠 수 있다. 이런 환자가 많아진다면 결과적으로 해당 임상연구 전체에 치우침이 발생할 수 있다. 결과적으로 중간 분석의 횟수나 방법, 결과는 임상시험의 결과와 해석에 크게 영향을 미칠 수 있다. 그러므로 모든 중간 분석은 미리 신중하게 계획돼야 하고 임상시험계획서에도 기술돼야 한다.

한 가지 중요한 것은 모든 중간 분석은 '눈가림을 해제하기 전에' 계획돼야 한다는 점이다. 또한, 중간 분석 자료와 그 결과는 철저히 기밀을 유지해야 한다. 직접 분석을 실시하는 사람들을 제외하고는 모든 사람에 대해서 눈가림을 유지해야만 치우침의 위험을 최소화할 수 있다.

우리는 종종 기사를 통해 중간 분석 결과를 독립적인 자료 모니터링 위원회 Independent Data Monitoring Committee, IDMC, 자료 및 안전성모니터링위원회 Data and Safety Monitoring Board, DSMB, 혹은 자료모니터링위원회 Data Monitoring Committee, DMC가 평가했다는 식의 기사를 접하곤 한다. 중간 분석을 진행하는 경우 일반적으로 시험의 주체가 되는 제약회사 역시 눈가림을 유지해야만 하기 때문에 외부 전문가들로 구성된 IDMC 또는 DSMB 등이 자료를 평가한다. 이들은 임상시험의 무결성을 유지하기 위해 독립적으로 자료를 평가하는 위원회로, 통계학을 포함한 의학 등 관련 전문 분야의 임상시험 전문가로 구성된다. 제약회사가 IDMC에 소속된 경우, 해당 위원의 역할을 명확히 정의하며 해당 제약회사 내부로 중간 분석 결과가 노출되지 않도록 통제하는 절차가 마련돼 있어야 한다. 이러한 절차를 명확히 하고 수행함으로써 양질의, 신뢰할 만한 임상 결과가 도출될 수 있다.

9장 — 의미 있는 결과 분석을 위한 재료

임상 데이터 수집과 관리

임상시험을 데이터의 관점에서 살펴보면 크게 자료(데이터)
수집, 통계 분석, 그리고 이에 대한 임상적 해석으로 나눌 수
있다. 엉뚱한 자료가 수집돼 있다면 어떨까.
이후 통계 분석과 임상적 해석이 제대로 될 리가 없다.
그러므로 안전성과 효능에 관한 충분한 정보를 얻고
통계 분석에 활용할 수 있는 임상 자료가 무엇인지를 고민해
이를 수집하고 완전 무결하게 관리해나가는 과정은 필수다.

진료기록이 임상시험 데이터가 되기까지

다이어트를 고민하고 있던 Y씨는 운 좋게 G사가 개발하고 있는 비만 신약 A의 임상시험에 참여할 기회를 얻게 됐다. 병원에 도착하자 혈압, 체온, 몸무게 등을 측정하고 신약 A를 투여받았다. 채혈 후 문진이 이어졌다. 평소 병원에 갔을 때와 비슷하게 의료진은 검사시간, 채혈시간, 혈압 등 뭔가를 계속 기록한다.

이런 자료들은 어떻게 임상시험 데이터가 되는걸까. 이와 같이 시험대상자가 진료를 받을 때 직접 수집되는 자료를 '근거문서 source document'라고 한다. '임상시험의 근거가 되는 자료를 담고 있다'는 의미다. 근거문서는 임상시험에서 핵심이 되는 자료이지만 이를 가지고 통계 분석을 하기는 어렵다. 자료가 수집되는 형태가 절차마다, 또 병원마다 모두 다르기 때문이다.

수집된 근거문서들은 특정한 시스템을 이용해 통일된 형태로 데이터베이스화돼야 한다. 당연하게도 전자 시스템을 통해 데이터베이스화가 이루어지며, 이 시스템을 전자자료수집 Electronic Data Capture, EDC 시스템, 또는 전자 증례기록서 electronic Case Report Form, eCRF 시스템이라 한다. EDC와 eCRF는 통상적으로 혼용되는 용어다.

전자 증례기록서란 임상시험계획서에서 수집하기로 계획한 정보를 전산상에 입력해 의뢰자에게 전달할 수 있게 한 서식이다. Y씨의 혈압, 체온, 몸무게 등을 수집한 근거문서를 토대로 연구간호사 Clinical Research Coordinator, CRC는 G사가 개발해 제공한 eCRF 시스템에 Y씨의 정보를 입력한다. G사의 임상팀은 연구간호사가 입력한 정보를 eCRF를 통해 실시간으로 확인할 수 있다.

한편, Y씨의 혈액 검체는 분석을 위한 분석업체 X와 Y로 보내진다. 통상적으로 분석업체들은 eCRF 시스템에 데이터를 업로드하지는 않지만 각 분석업체 고유의 서식으로 데이터를 구조화 및 수집하고 이 결과는 추후 eCRF의 데이터베이스와 합쳐진다. 이렇게 모인 자료들, 소위 임상 데이터베이스를 바탕으로 통계 분석이 진행된다<그림 1>. 통계 분석이 진행된 결과는 최종적으로 임상시험 결과보고서 Clinical Study Report, CSR 형태로 허가기관에 제출된다. 결국 임상시험 결과보고서가 개별 임상시험의 최종 결과물이다.

어떤 데이터를 수집해야 할까?

개별 임상시험의 임상시험계획서는 그 목적, 설계, 채혈 시점, 분석 지표 등이 모두 다르므로, eCRF 역시 임상시험마다 모두 다

<그림 1> 임상시험 데이터 수집과 분석 과정

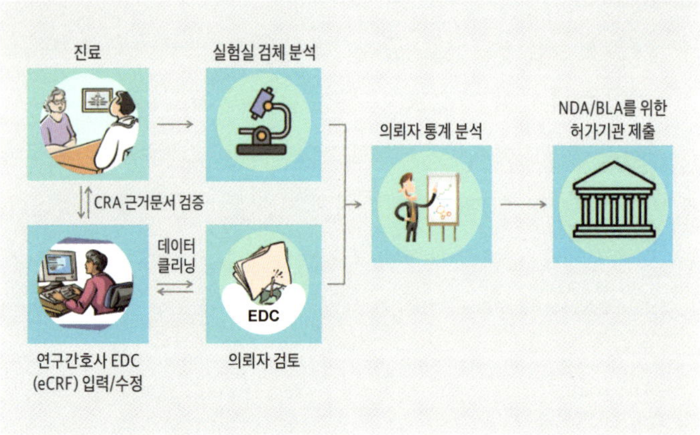

르다.

    임상을 진행할 때 제대로 설계된 eCRF를 사용하는 것은 양질의 임상 데이터를 얻기 위한 초석이다. eCRF 설계가 잘못되면 꼭 필요한 자료가 수집되지 않거나, 반복된 자료가 수집되면서 자료의 불확실성이 높아진다. Y씨의 eCRF에 Y씨의 생년월일과 나이를 동시에 입력해야 한다고 생각해보자. 나이 체계가 '만 나이', '일반 나이'가 다른 환경에서는 오류가 나기 십상이다. 이러한 오류를 최소화하고 효율적 자료 관리를 위해 생년월일을 입력하면 나이가 자동 계산되도록 eCRF를 설계해야 한다.

    통상적으로 임상시험에서 가장 중요한 문서인 임상시험계획서가 개발되면 곧바로 eCRF 개발이 시작된다. eCRF에 수집돼야 하는 데이터의 가장 기본은 임상시험계획서에서 수집하고자 하는 항목이지만, 추후 분석에 필요할 것으로 생각되는 정보들을 추가로 수집할 수도 있다.

    이러한 맥락에서 eCRF 개발과 임상시험 데이터 관리는 타깃 질환에 대한 최신 임상 지식을 지닌 의료진, 약물의 기전과 임상개발 전략을 아우를 수 있는 임상전문가, 임상 과학자 및 임상수행 담당자, 통계학자를 비롯해 데이터 전문가, 데이터베이스 전문가를 포함하는 정보기술[IT] 전문가에 이르기까지 다양한 학문적 배경을 가지는 담당자들의 협업을 통해 진행된다. 임상시험계획서가 변경돼 수집하는 항목이 수정된다면 eCRF 역시 수정돼야 한다. eCRF에 수집하기로 정해져 있지 않은 결과는 최종 임상 분석에 포함되지 않는다.

임상시험 데이터
완전 무결성의 원칙

"기록되지 않았다면 존재하지 않은 것이다$^{\text{If it is not documented, it didn't happen}}$."

임상시험 종사자의 입문 교육에서 가장 강조되는 문구로 임상시험에서 기록의 중요성을 담고 있다.

이때 기록함에 있어 가장 중요한 원칙은 데이터가 완전 무결해야 한다는 것인데 미국 식품의약국^{FDA}은 데이터의 무결성과 관련해 ALCOA-C 원칙을 제시하고 있다<그림 2>. GMP에서 필수적으로 요구되는 원칙이고, 임상에서도 반드시 지켜져야 하는 원칙으로 ICH 가이드라인에도 제시돼 있다.

ALCOA-C 원칙에서 볼 수 있듯 임상 데이터는 ①데이터의 출처와 작성자가 분명해야 하고^{Attributable} ②알아보기 쉬워야 하고^{Legible} ③제때 기록돼 동시성이 입증 가능해야 하고^{Contemporaneous} ④원본이어야 하며^{Original} ⑤오류 없이 정확해야 하며^{Accurate} ⑥완결성^{Complete}을 가져야 한다. 이와 같은 원칙에 근거해 임상시험의 모든 자료는 원본이어야 하고 만약 수정이 필요하다면 누가, 왜 수정했는지 늘 추적이 가능해야만 한다.

우리가 통상적으로 여러 매체를 통해 보고 듣는 모든 임상 결과는 증례기록서에 기록 또는 입력된 자료에 근거한다. 앞선 Y씨의 예시에서 보았듯, 증례기록서에 기록되는 데이터의 출처는 근거문서다. 그러므로 완전무결한 데이터의 가장 큰 대원칙은 '근거문서=증례기록서에 기록된 자료'다.

통상 임상시험 관련 인력을 지칭할 때 가장 대다수를 차지하

<그림 2> ALCOA-C 원칙

A	Attributable	데이터의 출처·작성자를 알 수 있어야 함
L	Legible	읽기 쉬워야 함
C	Contemporaneous	동시성을 입증할 수 있어야 함
O	Original	원본이어야 함
A	Accurate	오류 없이 정확해야 함
C	Complete	완결성을 가진 데이터여야 함

는 임상 모니터 요원Clinical Research Associate, CRA의 핵심 업무 중 하나가 바로 근거문서와 eCRF에 입력된 자료의 일치 여부를 확인하는 것이고 이를 근거문서 검증Source Data Verification, SDV이라 한다. 임상 모니터 요원CRA이 직접 병원에 방문해 근거문서와 eCRF 자료 일치 여부를 검증한다면, 제약회사의 데이터 관리자Data Manager들은 모니터 요원이 1차적으로 검증 완료한 웹상에 입력된 데이터들을 다시 한 번 검토하고, 누락된 자료는 없는지, 앞뒤가 맞는지, 그리고 타당성 여부 등을 중복 체크한다.

만약 오류가 발견되는 경우 데이터 관리자는 eCRF상 '쿼리'를 발행해서 병원 담당자(연구간호사 또는 연구 책임자)로부터 해당 '쿼리'에 대한 설명을 받거나, 또는 오류를 수정하도록 한다. 즉 임상시험을 진행하는 과정 내내 ①CRA는 병원에 방문하여 근거문서와 eCRF가 일치하는지 확인하고 ②데이터 관리자는 eCRF에 입력된 데이터의 오류가 없는지 확인하여 '쿼리'를 발행하고 ③병원 담당자는 이를 수정 및 업데이트하는 과정을 지속적으로 반복함으로써 데이터를 '관리'한다. 임상시험 데이터는 이와 같이 여러 분야의 전문 인력이 끊임없이 데이터를 검토하고 자료의 불일치에 대해 기록해나가는 과정을 통해 타당성, 신뢰성, 확실성과 완전 무결성을 부여받는다.

완전 무결하지 않은 임상 데이터의 사례

2013년 큰 사회적 이슈가 됐던 '교토 심장 연구Kyoto Heart Study' 사건을 살펴보자. 이 연구는 교토현립의과대학의 한 심장 전문가의 주도로 2003년 시작돼 약 4년간 진행된 대규모 임상시험으로 약 3000명을 대상으로 노바티스의 대표적인 혈압약 디오반(발사르탄)과 대체 혈압약을 투여하고 그 차이를 비교분석한 임상연구다. 이 연구의 주요 결과는 <유럽 심장 저널European Heart Journal>에 게재됐는데 결론은 "디오반이 다른 혈압약들보다 심혈관 발작을 더 잘 예방할 수 있다"는 것이었다.

그러나 이 결과가 발표된 지 얼마 지나지 않아 학계에서는 교토 심장 연구의 통계 분석과 결론에 의문을 제기하며 진상 규명을 요구했다. 이후 진행된 조사에서 놀라운 사실이 밝혀졌다. 교토 심장 연구의 내용을 정밀 검토한 결과, 기관의 의료기록과 분석에 사용된 데이터 간에 34건의 불일치가 존재하는 것으로 확인된 것이다.

조사를 해보니 결과 분석과 해석에 중대한 오류가 있었다. 디오반 투여 시 심혈관 발작 사례가 과소 평가되고 타 약물 투여 시 발작 사례가 과대 평가된 것이다. 제대로 된 임상 데이터를 이용한 분

임상시험 데이터는 여러 분야의 전문인력이 끊임없이 데이터를 검토하고 자료의 불일치에 대해 기록해나가는 과정을 통해 타당성, 신뢰성, 확실성과 완전 무결성을 부여받는다.

석에서는 두 그룹 간 차이가 없는 것으로 판명됐다. 이러한 오류가 의도적이든 그렇지 않든, 그 오류의 결과에는 환자의 생명이 담보되므로 치명적일 수밖에 없다. 허가 신청은 차치하더라도 기술이전 등 여러 상업화 과정에도 큰 차질이 생기므로 한 회사의 흥망과도 연결돼 있다.

최근에는 이러한 오류를 방지하기 위해 여러 신기술 도입이 시도된다. 대표적인 것이 인공지능AI과 블록체인 기술이다. 방대한 자료를 사람이 검토하다 보면 놓치기 쉬운 여러 불일치 및 오류, 데이터 아웃라이어outlier들을 인공지능이 골라내는 기술이 임상시험 데이터 관리 분야에 도입되고 있다.

이뿐만이 아니다. 가상화폐에서 주로 사용되는 블록체인을 의약업계로 도입하려는 시도 역시 미국을 중심으로 꾸준히 진행돼왔다. 블록체인 기술의 특성상 데이터의 임의 수정이나 위조, 변조를 방지할 수 있다는 점을 활용해 임상시험 데이터를 관리하거나 식품 이력을 관리하는 거다. 실제로 미국의 대형 식품업체들은 이미 식품 이력과 공급망 관리 등에 블록체인을 활용하고 있다.

예컨대 2018년 IBM이 블록체인을 기반으로 론칭한 식품 유통 추적 솔루션인 푸드트러스트를 월마트 등 식품업계의 500여 개

주요 기업이 이용하고 있다. 글로벌 대형 제약사들이 모인 피스토이아 연합^{Pistoia Alliance}도 임상시험 동의 과정, 데이터 관리 등의 과정에 걸쳐 블록체인의 활용을 연구·도입하고 있으니 신기술을 활용해 좀 더 견고하고 방대한 데이터를 얻게 될 날도 멀지 않았다.

깨끗한 임상 데이터 :
임상 데이터 클리닝

임상 데이터 클리닝이란 앞서 언급한 CRA의 근거문서 검증^{SDV}, 데이터 관리자의 검토, 병원 담당자의 데이터 설명·수정 등을 진행해 더 이상 오류가 없이 완전 무결한 데이터가 될 때까지 이를 반복하는 과정이고 이를 통해 '깨끗한^{cleaned}' 임상 데이터가 얻어진다. 이 과정은 임상시험이 시작되고 데이터베이스 잠금^{Data Base Lock, DBL}이 이뤄질 때까지 끊임없이 이뤄진다.

데이터베이스 잠금(통상 DB lock이라고 지칭)이란, 임상시험 데이터의 무결성을 유지하고 더 높은 신뢰성을 부여하기 위해 데이터를 수정하고 건드릴 수 없는 상태로 변경하는 것을 뜻한다. DB lock이 되면 드디어 양질의 재료가 요리, 즉 통계 분석을 할 수 있는 상태로 도마에 올랐다고 볼 수 있다. DB lock이 되지 않은 데이터는 변경될 수 있음을 시사한다. 따라서 이러한 자료로 통계 분석이 이루어진 경우 변동될 가능성이 있다.

만약 임상시험이 이중 눈가림 임상시험일 경우, DB lock이 된 이후에만 눈가림 해제가 가능하다. DB lock 이전에는 연구자, 임상시험 대상자, 의뢰자 모두 눈가림을 유지함으로써 치우침^{bias}을 최소화한다. DB lock이 돼야만 눈가림을 해제하고 그토록 기다리던 임상 결과를 분석할 수 있으므로 임상시험에서 DB lock은 매우 중요한 마일스톤이다.

통상적으로 이러한 이중 눈가림 임상시험, 특히 3상 임상시험의 경우 몇 년의 기간이 걸리기 때문에 임상시험 중간에 눈가림을 해제하고 중간 분석interim analysis을 실시하는 경우도 있다. 이때는 데이터를 임상시험 중간에 분석하기 때문에 완전한 DB lockHard DB lock을 할 수는 없지만, 'Soft DB lock'이라는 절차를 진행하고 데이터를 일시적으로 변경하지 못하도록 한 뒤 분석을 진행한다.

Soft DB lock이란 추후에 혹여나 변경은 가능하지만 거의 변경할 가능성이 없는 수준으로 데이터를 클리닝하는 절차다. 데이터의 양이 매우 방대한 임상시험의 경우 중간중간 데이터 클리닝을 진행함으로써 최종 데이터 클리닝의 부담을 덜 수 있다.

공개 라벨 임상시험의 경우 분석군을 알고 있는 상태이기 때문에 특정 날짜를 기준으로 데이터를 잘라 중간중간 임상시험 경과를 학회 등에 발표한다. 특히 초기 임상시험을 학회에서 발표할 때 데이터 컷오프Data Cut-Offs, DCOs 시점을 명시하는데, 임상시험은 계속 진행되고 있지만 해당 날짜까지 수집된 데이터를 발표한다는 의미다.

일반적으로 이와 같이 데이터를 공개할 때 충분한 신뢰성 확보를 위해 데이터 컷오프 시점을 기준으로 클리닝, 즉 CRA의 검토, 데이터 매니저의 검토 등이 완료된 데이터를 발표한다. 그러나 이러한 데이터들의 경우 DB lock이 이뤄지기 전 데이터이므로 추후 변경될 가능성은 있다.

eCRF를 넘어서 :
빅데이터와 임상

빅데이터 시대가 도래하면서 임상 데이터의 저변이 넓어지고 있다. 그간 수많은 임상시험이 진행되었지만 이들 데이터는 논문 등으로만 출판되었을 뿐 데이터 자체가 공공화되지는 않았다. 이러한 데이터들을 익명화해 공익을 위해 빅데이터로 분석할 수 있다면 인류 전체에게 새로운 정보를 제공할 수 있을 것이다. 이러한 논의들이 정부, 산업계 차원에서 활발하게 오고 있다.

전 FDA 국장인 스콧 고틀립 박사는 정제된 임상시험을 통해서 얻어진 데이터뿐만 아니라 실제 진료 환경에서 수집되는 실사용데이터Real-World Data, RWD 및(또는) 실사용증거Real-World Evidence, RWE들을 신약 허가에 반영하기 위한 체계 구축에 1억 달러의 예산을 투입하며 강력한 시동을 걸었다. 임상시험을 통해 얻은 데이터가 아닌, 실제 진료 현장에서 얻어지는 방대한 양의 데이터를 신약 허가에 반영하겠다는 의지다. 실제로 최근에는 항암제 또는 희귀의약품 개발 등과 같이 치료법이 제한적인 질환 등에서 빅데이터를 활용한 '합성 대조군synthetic control'의 개념 역시 도입되고 있다. 임상시험에서 특정한 조건을 걸어 환자를 모집하는 것이 아니라 이미 가지고 있는 빅데이터 안에서 특정한 조건을 가진 환자의 데이터를 뽑아내는 방식이다.

이처럼 기술이 발전하면서 맛깔난 음식을 만들어 내기 위한 재료들이 넘쳐흐른다. 어떤 재료들을 준비할 것인지, 또 이 재료들을 어떻게 잘 다듬어 멋진 작품을 만들어낼지는 우리의 몫이다.

임상시험 데이터와 RWD·RWE는 어떤 차이가 있을까?

시판 전 임상시험의 가장 큰 특징은 '통제된' 환경에서 신약의 유효성과 안전성을 평가한다는 점이다. 특히 무작위 대조 임상시험^{Randomized Controlled Trial, RCT}을 실시하는 경우 시험군과 대조군의 모든 환경은 최대한 동일하게 통제되며 이 상황에서 신약과 대조약의 안전성과 유효성을 평가하게 된다.

그러나 시판 전 임상시험에는 분명한 한계가 존재한다. 연구 대상자 수가 적고, 연령층도 제한적이며, 관찰기간 역시 짧다. 가장 길게 하는 3상 임상시험조차 짧게는 2년, 길게는 5년 정도의 기간 동안 평가를 하게 된다. 실제 만성질환 환자의 경우 수십 년을 복용한다는 점에 미뤄보면 턱없이 짧은 기간이다.

따라서 발생률이 낮은 이상반응의 경우 임상시험에서는 발견되지 않을 가능성도 있다. 예들 들어 코로나19 백신 투약 후 심근염은 100만 명 중에 1명에서 발생하는 것으로 알려져 있는데, 임상시험이 1000명을 대상으로 수행됐다면 심근염은 임상시험 기간에는 발견되지 않을 수도 있다. 그러나 실제 수백만 명이 코로나19 백신을 접종받게 되는 실제 상황에서는 심근염이 보고될 가능성이 있다.

약물이 일단 시판되게 되면 임상시험과 같이 통제된 환경이 아닌 상황에서 훨씬 더 많은 환자에게 투약된다. 이때 수집된 데이터들을 실사용 데이터^{Real-World Data, RWD}라 한다. 식약처의 가이드라인에 따르면 RWD

란, '기존의 중재적 방법에 의한 임상시험으로부터 수집된 데이터가 아닌 다양한 유형의 의료정보 데이터를 포괄하는 용어'를 의미하며, 실사용증거 Real-World Evidence, RWE란 이러한 RWD를 분석하여 의약품의 잠재적 이익 또는 위험에 대한 새로운 증거를 의미한다.

쉽게 말하자면, RWD란 실제 진료 환경에서 얻어지는 모든 데이터를 의미하고, 이러한 데이터들을 모아서 분석해 임상적 의미를 얻어낸 것을 RWE라 칭한다고 이해하면 쉽다.

독일 머크가 시판한 바벤시오®(성분명 아벨루맙)의 경우 최초 적응증인 메르켈 세포암 승인 당시 RWE를 활용했다. 전이성 메르켈 세포암은 유효성이 입증된 표준요법이 없었기 때문에 바벤시오®의 치료효과를 표준치료제와 비교하는 것이 불가능했다. 이때 그간 실제 진료 환경에서 사용된 데이터, 즉 RWE를 과거 대조군 historical control 으로 해 바벤시오®의 항암활성을

<그림 3> RWD와 RWE

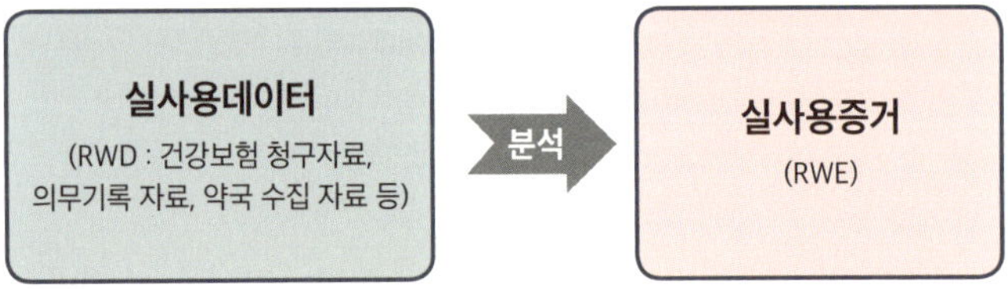

실사용데이터
(RWD : 건강보험 청구자료, 의무기록 자료, 약국 수집 자료 등)

→ 분석 →

실사용증거
(RWE)

자료 Kim et al., J Korean Med Sci 2018

입증했다. 무작위 대조 임상시험과 RWE가 어떤 차이가 있는지 <표 1>을 살펴보자.

2016년 미국에서는 21세기 치유 법안The 21st Century Cures Act이 통과되면서 빅데이터를 활용한 신약 개발의 기틀을 마련했다. 이 법안에서는 의약품 허가 시 무작위 대조 임상시험을 통해 생성된 자료 이외에 RWE를 고려할 수 있도록 했다. 2023년 우리나라의 상황은 어떨까. 단일 건강보험체계를 가진 우리나라의 보건의료 빅데이터는 활용 가치가 높은 RWD가 될 수 있는 반면, 아직 그 활용에는 한계가 있어 보인다. 데이터 분석, 머신러닝ML, 인공지능AI 기술 등 최신 과학기술을 활용한 RWE 생성 및 활용이 전 세계적 트렌드가 되어 가고 있는 지금, 양질의 RWD를 활용하기 위한 노력이 필요한 때다.

<표 1> 무작위 대조 임상시험 vs. 실사용증거

	RCT	RWE
설계	실험실적 설계	실제 사용 환경
치료·관찰	사전에 설계된 대로	실제 진료 상황에 맞춰서
대상자	동질적homogeneous	이질적heterogeneous
임상의	연구자	실제 진료의

자료 Kim et al., J Korean Med Sci 2018

10장 — 신약 개발의 지름길

FDA 신속심사 프로그램 전략적 방향성 수립법

신약 개발에 있어 허가기관은 엄격한 심사관이자 든든한 조력자다. 미국 식품의약국^{FDA}은 항암제 같은 중증 질환 치료 약제가 신속히 환자들에게 사용될 수 있도록 적극적으로 도와주는 신속심사 프로그램을 운영한다. 신속심사 프로그램을 활용하면 허가까지 소요되는 시간을 평균 3~4년 단축할 수 있다는 보고가 있다. 조금이라도 더 빠르고 효율적으로 신약을 개발할 수 있는 '지름길'을 찾아보자.

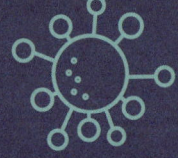

신속심사 프로그램은 왜 만들어졌나

1980년대 초 에이즈가 불치병으로 여겨지던 시절. 에이즈의 원인이 사람면역결핍바이러스^{HIV}인 것이 밝혀지고도 한참 동안이나 에이즈 치료제는 미국 식품의약국^{FDA}의 허가를 받지 못했다. 그러나 당연하게도 에이즈 환자들은 안전성 위험을 감수하고서라도 신약을 투여받고자 했다. 이들은 안전성을 이유로 신약을 허가해주지 않는 FDA를 강하게 비판했다. FDA가 너무 느리고 보수적이며 위험을 감수하지 않음으로써 환자들의 치료 기회를 앗아간다고 비판했다.

이런 비판을 계기로 1980년대 후반부터 1992년에 걸쳐 우선심사$^{Priority\ Review,\ PR}$ 제도와 가속승인$^{Accelerated\ Approval,\ AA}$ 제도가 신설됐다. 이 제도의 골자는 중증 질환에서 미충족 의료수요를 충족시키는 의약품을 신속히 승인하는 것이다. 이후 1997년 패스트트랙 지정$^{Fast\ Track\ Designation,\ FTD}$제도, 그리고 비교적 최근인 2012년 혁신신약 지정$^{Breakthrough\ Therapy\ Designation,\ BTD}$ 제도까지 생기며 신속심사 프로그램이 완성됐다.

패스트트랙 지정^{FTD}, 혁신신약 지정^{BTD}, 가속승인^{AA} 그리고 우선심사^{PR} 제도

패스트트랙, 혁신신약, 가속승인, 우선심사. 이들 제도는 어감상 비슷하게 들리긴 하지만 실제로는 요구되는 데이터의 종류, 신청 시기 등이 상이한 개별적 제도다. 즉 패스트트랙 지정을 받는 것과 가속승인을 받는 것은 별개의 문제다.

재미있는 것은 한 개의 의약품을 개발하면서 여러 신속심사 프로그램을 동시에 활용할 수 있다는 점이다. 초기 임상 단계에서 혁신신약으로 지정됐던 신약이 승인 단계에서 가속승인을 받거나, 혹은 우선심사의 대상이 될 수 있다. FDA의 신속심사 프로그램에 대한 자세한 내용은 FDA가 2014년 펴낸 <Guidance for Industry Expedited Programs for Serious Conditions – Drugs and Biologics>(FDA, May 2014)에 기술돼 있다.

　만약 전임상 단계의 후보물질을 개발하고 있고, 전임상 결과를 통해 미충족 의료 수요를 충족시킬 가능성을 보였다면 임상시험계획IND 제출 시 패스트트랙 지정에 도전해볼 수 있다. 패스트트랙에 지정되면 개발과정에서 프리 IND 미팅, 임상 1상과 2상 종료 미팅 등을 통해 FDA와 임상설계, 안전성 검토 등을 위한 충분한 의사소통의 기회가 주어진다. FDA와 충분한 의사소통이 가능해지니 신속하게 개발할 수 있게 된다. 허가신청 과정에서 롤링 리뷰(신청서를 한꺼번에 제출하는 게 아니라 자료가 준비되는 대로 단계적으로 나눠서 제출하는 방식)의 혜택 역시 얻게 된다.

　임상 진입 후 초기 임상 단계에서 기존 치료제 대비 상당한 개선을 보였다면, 혁신신약 지정을 신청해볼 수 있다. 혁신신약 지정 시 '기존 치료제 대비 상당한 개선' 효과란 ①기존 치료법과 직접 비교 시 효과가 월등히 좋을 때 ②기존 치료법이 없는 경우 위약 대비 효과가 유의미할 때 ③기존 치료제 병용 시 기존 치료제와 비교해 효과가 월등히 좋을 때 ④기존 치료제가 질병의 증상만을 경감시키는 반면 신약이 질병의 근본 원인 제거에 의미 있는 효과를 가질 때 ⑤질병의 진행을 억제 또는 역행시킬 때 ⑥안전성 측면에서 중요한 장점을 가지는 경우를 의미한다.

이때 중요한 것은 예비 임상 결과만으로도 지정이 가능하다는 점이다. 즉 혁신신약은 통상 임상 1상 또는 2상 결과를 바탕으로 지정되고 무작위 배정 임상 결과가 있다면 이상적이지만, 충분한 과거 데이터^{historical data}가 있는 경우 단일군^{single arm} 임상시험 결과로도 지정 가능하다.

혁신신약에 지정되면 패스트트랙의 모든 혜택에 더해 초기 단계부터 FDA의 집중 관리를 받을 수 있다. FDA가 '족집게 과외 선생님'이 돼 신약 개발 과정 전체를 도와주는 셈이다. 주목할 만한 것은 패스트트랙이나 혁신신약에 지정되면 승인 신청 시 임상 결과를 바탕으로 우선심사의 지정검토 대상이 될 수 있다는 점이다.

실제로 2016년 3월 이후 패스트트랙과 혁신신약으로 지정된 모든 약물이 우선심사를 받았다. <표 1>에 제시된 바와 같이 우선심사를 받게 되면 승인기간이 일반승인 최대 심사기간인 10개월에서 6개월로 단축된다.

아테졸리주맙·베바시주맙
병용 사례

전이성 간암의 표준치료제로 자리 잡은 아테졸리주맙과 베바시주맙 병용요법의 사례를 살펴보자. 2018년 7월 FDA는 전이성 간암의 1차 치료제로 아테졸리주맙과 베바시주맙 병용요법을 혁신신약으로 지정했다. 이 지정의 근거가 된 임상시험은 같은 해 미국임상종양학회^{ASCO}에서 발표된 1b상 임상시험(NCT02715531)이었다. 총 26명의 간암 환자를 대상으로 1차 목적으로 안전성과 내약성,

<표 1> 패스트트랙 지정(FTD)·혁신신약 지정(BTD)·

구분	패스트트랙	혁신신약
특성	지정	지정
대상 질환	중증 또는 생명을 위협하는 질환	
목적	미충족 의료 수요 충족 '가능성'이 있는 의약품 개발 촉진	기존 치료제 대비 '상당한 개선'을 보이는 의약품의 개발 촉진
지정 요건	중증질환 치료제로서 미충족 의료 수요 충족 가능성을 보여주는 전임상 또는 임상 결과 또는 특정 감염질환 관련 의약품	중증질환 치료제로서 임상적으로 중요한 지표(들)을 통해 기존 치료제 대비 상당한 임상적 개선을 보이는 초기 임상적 증거 (1상 또는 2상 결과)
신청 시기	• IND 제출 시 혹은 그 이후 • Pre-NDA 미팅 또는 pre-BLA 미팅하기 이전 신청이 이상적	• IND 제출 시 혹은 그 이후 • End-of-Phase 2 미팅 이전 신청이 이상적
처리 소요 기간	접수 후 60일 이내	접수 후 60일 이내
장점	• 신속한 개발 및 심사 가능 • 롤링 리뷰	• 효율적 개발을 위해 FDA가 적극적 자문 제공 • 롤링 리뷰 • FDA의 시니어 매니저들과 활발히 교류 및 자문 가능 • 신속한 심사를 위한 기타 조치
기타 고려사항	충족요건 미달 시 지정 철회 가능	충족요건 미달 시 지정 철회 가능

자료 FDA Guidance for Industry: Expedited Programs for Serious Conditions – Drugs and Biologics

가속승인(AA)· 우선심사(PR) 비교

	가속승인	우선심사
	승인 경로	지정
	미충족 의료 수요를 '충족'시키는 의약품을 대리지표 결과를 통해 승인 촉진	정식 검토(10개월) 기간보다 빠르게 6개월 이내 검토
	중증질환 치료제로서, 기존 치료제 대비 ①의미 있는 이득이 있고, ②임상적 이익을 예측할 수 있는 대리지표(surrogate endpoint)를 통해 효능을 증명, 또는 비가역적 이환 또는 사망 이전에 평가 가능한 임상 지표를 통해 효능을 증명	중증질환 치료제로서, 허가 시 안전성이나 유효성 측면에서 유의미한 효과가 기대되는 경우 또는 소아대상 임상연구 결과로 라벨 변경하는 경우, 또는 특정 감염질환 관련 허가 신청, 또는 우선심사 바우처(PR voucher)를 통해 신청된 경우
	개발사는 개발과정 중 우선심사 가능성에 대해 심의부서와 논의 필요	최초 BLA, NDA 또는 적응증 추가
		접수 후 60일 이내
	합리적으로 신약의 임상적 이익을 예측 가능한 대리지표 또는 중간 임상지표를 통해 허가 가능	시판 허가 심사기간 단축 (10개월 → 6개월)
	• 충족요건 미달 시 승인 철회 가능 • 가속승인 이후 비가역적 이환이나 사망 또는 다른 임상적 이득에 대한 효과를 확인하기 위한 확증 임상시험 필요	최초 BLA, NDA 또는 적응증 추가자료 제출 시 지정

2차 목적으로 객관적 반응률ORR, 무진행 생존기간PFS 및 반응지속기간DOR 등을 평가했다.

이 임상시험은 단일군 1b상 임상시험이었지만, 당시 표준치료제로 자리 잡고 있던 소라페닙에 비해 월등히 좋은 ORR 결과를 보였다. 소라페닙이 약 10%의 ORR을 보인 데 비해 병용요법은 23명 중 15명, 즉 65%의 ORR을 보였던 것이다.

눈여겨볼 점은 혁신신약 지정에 대규모 임상시험이 필요치 않았다는 점이다. 소규모의 데이터, 즉 26명의 단일군 임상 결과만으로 혁신신약 지정을 획득한 것이다. 이러한 혁신신약 지정은 허가 신청 시 우선심사 대상 지정으로 이어졌고 결과적으로 우선심사가 적용됐다. 이 병용요법의 1b 임상시험은 2016년 3월 시작됐는데 불과 4년이 채 되지 않은 2020년 5월 FDA로부터 시판 허가를 받았고 현재는 전이성 간암의 1차 표준치료제로 자리매김했다.

조건부 승인으로도 불리는
가속승인

FDA 신속심사 프로그램 중 패스트트랙, 혁신신약 지정은 직접적으로 개발 및(또는) 심사 기간을 단축시키는 제도는 아니다. 다만, 개발 과정에서 FDA와 면밀한 논의 및 자문을 통해 좀 더 효율적인 개발이 가능하다는 점이 가장 큰 장점이다. 이들이 우선심사 지정과 연결된다면 심사기간이 단축되긴 하지만 10개월에서 6개월로 줄어드는 것이니 획기적이진 않다. 허가 기준이나 임상 자료의 요구 수준이 바뀌는 것도 아니다.

개발기간을 가장 획기적으로 단축시키는 제도는 바로 가속승

패스트트랙, 혁신신약, 가속승인, 우선심사. 이들은 어감상 비슷하게 들리긴 하지만 요구되는 데이터의 종류, 신청 시기 등이 상이한 개별적 제도다.

인이다. 가속승인의 경우 허가 기준이나 임상 자료의 요구 수준 자체가 바뀐다. 통상 확증적 3상 임상시험을 통해 시판 허가를 내주는 정식 승인과 달리 임상 2상 결과를 바탕으로 시판 허가를 내준다. 때때로 가속승인을 조건부 승인으로 칭하기도 하는데, 2상 결과를 바탕으로 허가를 내주기는 하지만 이후 3상 확증 임상시험을 통해 다시 한 번 효능을 증명해야 하는 조건이 붙기 때문이다.

물론 승인 후 일정기간 내에 확증 임상을 통해 효능을 입증하지 못하면 승인이 취소된다. 가속승인의 경우 불충분한 임상 경험, 즉 2상 임상시험에서 실질적 임상 지표(예컨대 생존율)가 아닌, 대리지표 surrogate endpoint 또는 중간 임상 지표 intermediate clinical endpoint 결과를 바탕으로 시판이 결정되기 때문에 궁극적으로는 효과가 없는 약제를 시판할 수 있다는 위험성이 있다.

2상 임상시험은 3상 임상시험에 비해 훨씬 적은 환자를 대상으로 짧은 기간에 수행되므로 희귀하거나 지연된 이상반응이 나타날 수 있는 위험도 있다. 이러한 불확실성으로 인해 가속승인은 밝혀지지 않은 위험성을 감수하고서라도 치료의 긴급성이 있는 심각한 중증 질환에만 적용된다. 개발기간을 획기적으로 단축시키는 만큼, 가장 까다로운 제도다. 가속승인을 받기 위해서는 다음의 다섯 가지 요구사항을 모두 충족해야 한다.

① 중증의 생명을 위협하는 질환

② 유효성과 안전성에 관한 상당한 임상증거

③ 임상 지표가 합리적으로 임상적 이익을 예측할 수 있어야 함

④ 가용 가능한 치료법에 비해 의미 있는 치료적 이익

⑤ (승인받은 이후) 확증 임상

애초 가속승인 제도가 만들어진 배경과 필요성에는 효과가 좋은 신약을 조금이라도 더 빨리 치료의 긴급성이 있는 환자에게 투약하기 위함이었지만, 제약사 입장에서 이 제도는 일종의 개발 단축 수단으로 활용되어 왔다. 가속승인 이후 확증 임상을 통해 명확한 임상적 이득을 보여주어야 함에도 불구하고, 그 기한과 책임이 법적으로 명시돼 있지 않다 보니 이를 제대로 이행하지 않는 회사도 있었다.

그러자 2021년부터 FDA가 움직이기 시작했다. 가속승인을 받은 약제들을 재평가하기 시작한 것이다. 이후 굵직굵직한 약제들이 가속승인을 자진 철회하거나 철회를 권고 당했다. 그 사연을 살펴보자.

끝날 때까지 끝난 게 아니다 :
FDA의 가속승인 재평가

FDA는 2021년부터 가속승인 이후 수행된 임상에서 임상적 이익을 확인하지 못한 약제들에 대한 재평가를 시작했다. 시작은 면역항암제. 총 10개 적응증이 가속승인 유지 여부 평가 대상이 됐다. 재평가가 시작된 지 얼마 지나지 않아 4개 적응증에 대해 개발

사들이 가속승인을 자진 철회했다. 이후 2021년 4월 27일~29일에 걸쳐 6개 적응증에 대한 가속승인 유지 여부를 논의하기 위해 FDA 자문 위원회가 열렸다. 결과는 어땠을까. 이 중 2개 적응증에 대해 가속승인 철회가 결정됐다<표 2>.

<표 2> FDA가 2021년 가속승인 여부를 재평가한 면역항암제 목록

약제	적응증	가속승인 당시 임상지표	가속승인 유지 여부
아테졸리주맙	시스플라틴 치료가 부적절하면서 PD-L1 양성 또는 화학항암제 치료가 불가능한 전이성 방광암	• ORR 23.5% • DOR: median not reached (3.7-16.6+개월)	가속승인 유지
아테졸리주맙 + Nab-파클리탁셀	PD-L1 양성 전이성 삼중음성유방암	• PFS hazard ratio: 0.6 (95% CI, 0.48-0.77) • 중간 생존율 결과	가속승인 유지
니볼루맙	소라페닙 치료에 실패한 간세포암	• ORR 14.3%, • DOR: 3.2-38.2+ 개월 (≥ 6개월에서 91% 반응유지, ≥ 12개월에서 55% 반응유지)	FDA 사문위원회 미팅에서 가속승인 철회 결정 후 자진철회
펨브롤리주맙	시스플라틴 치료가 부적절하면서 PD-L1 양성 또는 화학항암제 치료가 불가능한 전이성 방광암	• ORR 29%, • DOR: median not reached (1.4+-17.8+개월)	가속승인 유지
펨브롤리주맙	PD-L1 양성, 3차 치료 이상 전이성 위암 또는 위식도접합부암	• ORR 13.3%, • DOR: 2.8+-19.4+개월, (≥ 6개월에서 58% 반응유지, ≥ 12개월에서 26% 반응유지)	FDA 자문위원회 미팅에서 가속승인 철회 결정 후 자진철회
펨브롤리주맙	소라페닙 치료에 실패한 간세포암	• ORR 17% • DOR: ≥ 6개월에서 89% 반응유지, ≥ 12개월에서 56% 반응 유지	가속승인 유지

이들이 무작위 배정되지 않은 단일군 임상시험 결과였을 뿐만 아니라 총 10개 적응증 중 9개 적응증에서 ORR과 반응지속기간 DOR을 기반으로 가속승인 됐다는 점을 눈여겨보자. 이 중 몇몇을 제외하고는 대부분 ORR은 10~20%에 지나지 않았지만, FDA는 다른 치료법이 없는 상황에서 객관적 반응이 지속되는 시간이 증가함을 토대로 가속승인을 내줬다.

　이 중 가속승인이 철회된 니볼루맙의 경우, CheckMate-459 임상결과가 화근이 됐다. 이 임상시험은 니볼루맙과 소라페닙을 간세포암 1차 치료제로 비교하는 3상 임상시험이었는데, 니볼루맙은 소라페닙 대비 통계적으로 유의미한 생존율 개선을 보여주는 데 실패했다. 니볼루맙의 간세포암에서 1차 치료제로서 치료효과를 보여주는 데 실패함으로써, 가속승인을 받아 사용되고 있던 2차 치료제 영역 역시 불똥이 튄 것이다. 또한, FDA는 니볼루맙이 가속승인 받은 적응증, 즉 소라페닙 치료에 실패한 간세포암 환자에서 추가 임상을 진행하고 있지 않은 점 역시 지적했다. BMS는 FDA의 가속승인 철회 결정 후 가속승인을 자진 철회했다.

　펨브롤리주맙 가속승인 철회 사유 역시 비슷했다. 3차 치료 이상, 위암/위식도 접합부암에서 진행했던 KN-061, KN-062 임상시험에서 펨브롤리주맙은 PD-L1 양성 환자군에서 화학항암제 대비 임상적 이득이 없었다. 이 결과가 가속승인 철회의 원인이 됐다.

이 미팅에서 FDA는 초기 단계부터 전반적 개발 방향을 설정해 무작위 배정 임상시험을 진행하는 것의 중요성을 강조했다. 이러한 초기 무작위 배정 임상시험에서 ORR 중간 분석을 통해 비교 데이터를 제시한다면 가속승인에 도움이 될 수 있다는 것이다.

최근 가속승인 추세 :
무작위 배정 임상시험

2021년 이후 FDA가 가속승인 사례를 재평가하면서 가속승인에 대한 '기준'이 높아졌다. 2021년 6월 24일, 인사이트^{Incyte}와 매크로제닉스^{MacroGenics}의 정맥주사용 PD-1 항체 '레티판리맙^{retifanlimab}'의 항문암 허가 여부를 위해 FDA 자문위원회가 다시 한 번 모였다. 이때 보고된 ORR은 13.8%. 항문암의 경우, 워낙 반응이 없기 때문에 ORR 자체로 보면 나쁜 결과는 아니었지만 위원회는 허가를 보류했다.

이 미팅에서 FDA는 초기 단계부터 전반적 개발 방향을 설정해 무작위 배정 임상시험을 진행하는 것의 중요성을 강조했다. 이러한 초기 무작위 배정 임상시험에서 ORR 중간 분석을 통해 비교 데이터를 제시한다면 가속승인에 도움이 될 수 있다는 것이다.

그러나 여전히 효과가 매우 좋은 약제 혹은 희귀 질환 등에서는 단일군 임상시험이 유용할 수 있다. 개발 방향, 질환의 종류, 약효 수준 등에 따라 유연한 허가 전략이 필요함을 시사한다.

<표 3> 펨브롤리주맙 간세포암과 전이성 위암/위식도접합부암

항목	3차 치료 이상, PD-L1 양성 전이성 위암/위식도 접합부암	소라페닙 치료에 실패한 간세포암
가속승인 유지 여부	철회	유지
미충족 의료 수요	매우 높음	매우 높음
임상 결과	KN-061, KN-062 임상시험에서 PD-L1 양성 환자군에서 화학항암제 대비 펨브롤리주맙 이득 없음	KN-240에서 위약 대비 펨브롤리주맙 이득 없음
치료환경 변화	니볼루맙과 화학항암제 병용요법이 1차 치료법으로 사용	아테졸리주맙과 베바시주맙 병용요법이 1차 치료법으로 사용

키트루다® :
희비가 갈린 전이성 위암과 간세포암

<표 2>에 제시된 바와 같이, 펨브롤리주맙은 간세포암에서 가속승인을 유지한 반면 전이성 위암 또는 위식도접합부암에서는 가속승인이 철회됐다.

먼저, 이 질문에 답을 한번 해보자. "당신이 FDA 심사관이라면 오늘 이 적응증을 승인할 것인가?"

위암의 경우 가속승인 받을 당시는 아니었지만 현재는 니볼루맙과 화학항암제 병용요법이 1차 치료로 승인됐다. 이 말인즉슨, 대부분의 환자는 3차 치료쯤 되면 이미 면역항암제를 사용한 환자라는 거다. 그렇다면 이미 면역항암제를 사용하고 치료에 실패한 환자에서 펨브롤리주맙 단독요법이 또 효과가 있을까? 진행 중인 임상시험의 결과 측면에서 살펴봐도, KN-061과 KN-062는 PD-L1 양성 환자군에서 화학항암제 대비 이득이 없었을 뿐만 아니라 애초 가속승인 당시 ORR도 13.3%에 지나지 않았다. 자문위원회는 이러한 임상 결과와 치료환경이 변한 상황에서 과연 3차 치료로 '단독요법'이 의미가 있을지 의문을 제기했다. 더구나 현재 머크가 진행하고 있는 위암·위식도 접합부암은 '모두' 화학항암제 병용요법으로 단독요법이 과연 효과가 있을지 알 방도가 없다는 점 역시 지적됐다.

반면, 간세포암의 경우 만장일치로 가속승인 유지가 결정됐다. 위암·식도부암과 비슷하게 치료환경 변화는 있었지만, 여전히 15~20% 환자의 경우 출혈과 응고 장애 등의 문제로 인해 베바시주맙을 사용할 수 없어서 미충족 의료 수요가 있다고 평가됐다. KN-240이 통계적 유의성을 달성하지는 못했지만, 자문위원회는 여전히 임상적으로 유의미한 이득이 있다고 평가했다.

허가를 위한
개발

우리는 신약 개발의 복잡성 때문에 제약업이 제조업에 속한다는 사실을 종종 잊는다. 결국 약도 큰 틀에서는 생산자와 소비자가 있는 소비재에 속한다. 기술이전, 시판 허가 등 신약의 상업화와 관련된 모든 기본 원리는 소비재가 잘 팔리는 원리와 동일하다. 그것은 누구나 갖고 싶은 물건을 만드는 것이다.

누가 봐도 가지고 싶은 물건이 있다면 허가기관은 허가를 장려하고 소비자는 그것을 소비한다. 그러므로 결국 허가를 염두에 둔 개발전략은 허가만을 위한 것이 아니다. 이것은 곧 조기 기술이전, 공동개발 등 또 다른 상업화 가능성을 위한 것이기도 하다. 따라서 이러한 FDA 신속심사 전략은 개발 초기 단계, 즉 1상 단계에서부터 구체화되고 이후 데이터가 구체화됨에 따라 실질적으로 실행돼야 한다. 머지않아 우리나라 바이오텍이 가속승인을 받는 주인공이 되길 진심으로 바란다.

우리나라에도 비슷한 제도가?
조건부 허가 제도

FDA에 '가속승인' 제도가 있다면 우리나라에는 '조건부 허가' 제도가 있다. 항암제, 생명을 위협하는 희귀질환이나 긴박한 상황하에서 적용되는 의약품을 3상 임상시험 결과를 제출한다는 조건부로 허가하는 제도다. 쉽게 말해 '조건부 허가'란 2상 자료를 바탕으로 품목허가를 해주는 제도다.

조건부 허가를 받기 위해서는 ①생명을 위협하는 중대한 질병을 대상으로 ② 의학적 미충족 수요를 충족시키며 ③임상적 유익성을 예측할 수 있는 평가변수에 대해 효과를 나타내야만 한다. 이러한 조건에서 볼 수 있듯, 우리나라의 조건부 허가는 미국의 가속승인과 상당히 유사하다.

우리나라에서 조건부 허가를 받은 대표적인 의약품으로는 유한양행의 렉라자가 있다. 2016년 12월 23일, 첫 임상인 1/2상의 IND를 승인받은 지 만 5년이 되기 전인 2021년 1월 18일, 식약처로부터 조건부 허가를 받았다. 글로벌 3상 임상시험이 진행 되는 와중에 2상 결과를 바탕으로 품목허가를 받은 사례다.

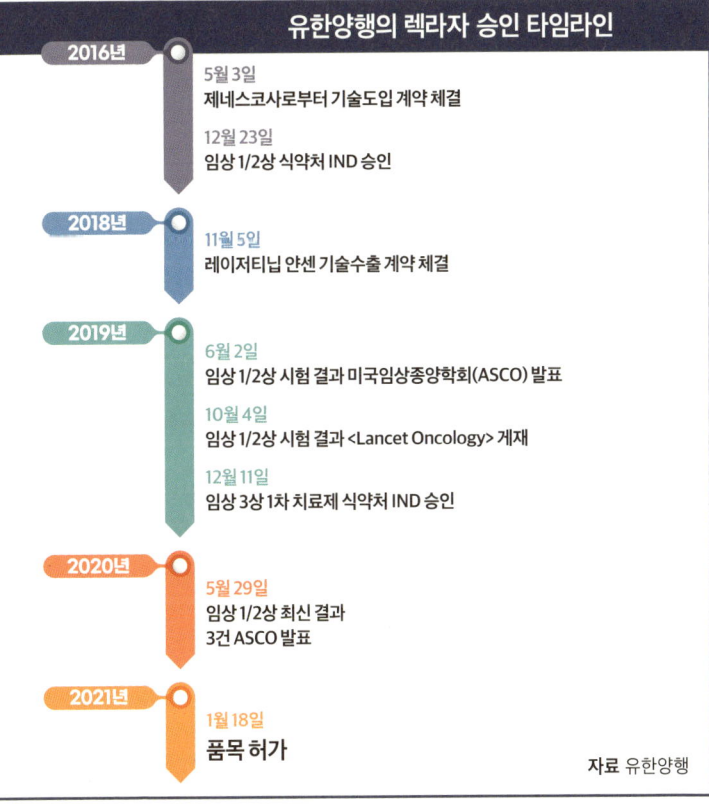

11장 — 데이터 분석 기법

효율적 임상 개발을 위한 동반자 : 모델 기반 신약 개발

데이터가 넘쳐 흐르는 시대다. 빅데이터와 인공지능^{AI}은
어느새 일상이 됐다. 신약 개발에서 축적된 데이터를
활용할 수 있는 방법은 없을까. 이들을 활용해 정보를 얻고,
나아가 최소한의 임상만으로 승인을 받을 수 있다면 어떨까.
개발에 소요되는 시간과 비용을 획기적으로 줄일 수
있을 뿐만 아니라 성공 가능성 역시 높일 수 있을 것이다.
신약 개발에서 활용되는 데이터 분석 기법의 개념을 소개한다.

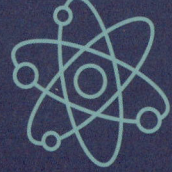

약동·약력학 모델링과 시뮬레이션 PK-PD modeling & simulation

초기 임상은 신약의 안전성과 내약성을 평가하는 것과 더불어 약물의 특성을 파악하고 노출-반응 관계 exposure-response relationship를 파악하는 매우 중요한 단계다. 여기서 노출이란 얼마나 약물이 투여되어 체내에 노출되었는가(약동학), 반응이란 이에 따른 신체 반응(약력학)을 의미한다. 즉, 약효 또는 독성이 나오는 것은 약물이 체내에 들어가 반응을 나타내는 것이고, 결과적으로 노출-반응 관계를 이해하는 것인 약물이 얼만큼 노출되었을 때 반응(약효 또는 독성)이 나오는가를 이해하는 작업이다.

임상시험에서 노출-반응 관계를 분석하는 과정을 생각해보자. 가장 먼저 채혈이 필요하다. 약동학 분석을 위해 약물 투여 후 약물의 혈중 농도를 측정한다. 약력학을 분석하기 위해서는 약물 투여 후 기대되는 생체반응을 측정한다. 예를 들어 당뇨약을 개발한다면 공복 혈당이 떨어지는 것이 예상되므로 공복 혈당을 측정한다. 이때, 투여된 약물의 양에 따른 약물 혈중 농도 변화와 공복 혈당 감소의 관계를 파악하는 것이 바로 노출-반응 분석이다.

그런데 이런 상황을 가정해보자. 우리 임상시험에서는 1mg/kg, 3mg/kg, 10mg/kg을 3주에 한 번씩 투약하면서 약동학·약력학 반응을 분석했는데 만약 6mg/kg 결과가 궁금하다면, 또는 우리 임상시험에서는 3주에 한 번 투약했지만 2주에 한 번 투약하면 어떻게 될지 궁금하다면 새로운 임상시험을 진행해야 하는 것일까. 예전이라면 임상시험을 진행해 이러한 상황들을 검증했지만 요즘이 어떤 시대인가. 빅데이터와 인공지능AI을 통한 데이터 분석이 가능한 시대가 아니던가. 요즘은 이와 같이 가상의 상황을 '예측'하기 위해 분석기법을 사용한다.

약동·약력학 모델은 실측된 데이터를 활용해 약물 투여 후 혈중 농도(노출)와 생체반응 및(또는) 효과 간 일정한 규칙을 찾아내고 정량화하는 과정이다. '모델링'이라는 말이 풍기는 수학적 느낌과 같이 모델링에서는 수학적 기법을 통해 변화량을 정량하지만 이때 생리학적 분석 역시 동반된다. <그림 1>에 제시된 바와 같이, 약이 투약된 이후 혈중에서 장기로 분포되고 결과적으로 생체반응을 나타내기까지 일련의 과정을 충분히 이해한 후, 수학적 기법을 통해 모델이 개발된다.

이렇게 모델이 개발되고 나면 실측 데이터들과 맞춰가며 모델이 얼마나 잘 개발됐는지 검증한다. 검증했을 때 실측 데이터와 잘 피팅fitting이 된다면, 그다음은 여러 가지 상황을 가정한 시뮬레이션이다. 앞선 예시와 같이 임상시험에서 진행하지 않은 용량에서의 약력학 반응, 또는 투약 간격을 늘리거나 줄였을 때의 반응들을 개

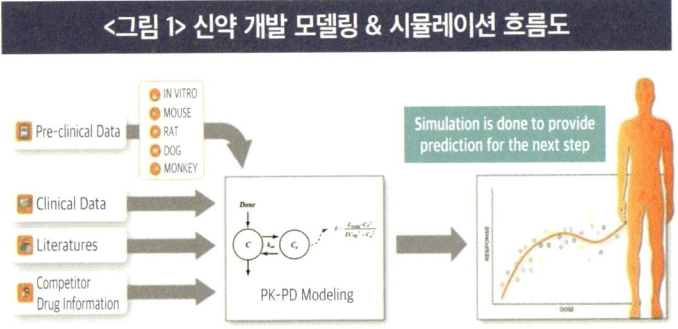

<그림 1> 신약 개발 모델링 & 시뮬레이션 흐름도

자료 Qfiller

발된 모델을 통해 시뮬레이션할 수 있다.

한편, 우리가 첫 임상시험을 시작할 때 시작 용량을 정할 때도 약동·약력학 모델링이 자주 활용된다. 동물 데이터만 가지고 있는 상황에서 임상시험의 첫 용량을 정할 때, 어디서부터 시작해야 할지 막막하다. 반복독성 시험 결과를 활용해 안전하다고 여겨진 용량, 즉 설치류·비설치류에서의 최대 무독성용량[NOAEL]을 사람 체표면적 기준으로 사람 용량으로 변환해 10배, 100배 등의 안전성 마진을 두고 용량을 정할 수도 있지만 약동·약력학 모델링과 시뮬레이션을 활용하면 정확성이 증가한다. 원숭이와 사람에서의 약동학적 차이를 모델로 설명하고 시뮬레이션을 통해 기대하는 약력학적 변화가 예측되는 농도 근처에서 시작 용량을 정하는 것이다. 이와 같은 예측을 통해 임상시험의 효율성을 크게 증가시킬 수 있음은 물론이다.

FDA와 모델 기반
신약 개발[MIDD]

미국 식품의약국[FDA]은 20여 년 전부터 약동·약력학 모델에 기반한 신약 개발[Model-Informed Drug Development, MIDD]을 지원해왔고, 대부분의 글로벌 제약사들에게 약동·약력학 모델을 활용한 신약 개발은 필수가 됐다. 수학적·통계학적 기법을 활용해 실패 위험도를 줄이고 대상자의 불필요한 임상시험 노출을 최소화하면서 개발기간 역시 단축시킬 수 있기 때문이다. 문헌에 따르면 2003년부터 2017년까지 FDA가 승인한 생물의약품 약 76%의 허가 패키지에 모델링 결과가 포함됐다.

비교적 최근인 2018년에 FDA는 모델 기반 신약 개발을 위한 파일럿 프로그램을 운영해 ①임상시험 효율성을 높이고 ②허가 성공률을 높이며 ③임상시험을 수행하지 않고도 약물 용량·용법 최적화 및 개인 맞춤 투여를 할 수 있도록 지원하겠다고 공표한 바 있다. 이후 FDA는 2022년 10월 이 파일럿 프로그램에 참여할 회사를 모집하는 공고를 게시했다. 그만큼 모델 기반 신약 개발은 큰 틀에서 FDA가 추구하는 방향이기도 하다는 의미다.

집단 약동학 모델링 Population PK 이란

임상개발을 하다 보면 많이 듣는 용어 중 하나가 집단 약동학·약력학 모델링이다. 약동·약력학 모델링과 비슷하지만 그 개념이 약간 확장된 것이다. 집단 약동학·약력학은 모델 기반 신약 개발 MIDD에 포함되는 개념이다. 약동·약력학 모델링과 같이 약물의 체내 농도, 즉 약동학을 수학적 기법을 활용해 정량화하는 것인데 사람 간 약물 농도 또는 반응의 '편차 variability'에 주목한다.

실제 임상시험을 진행하다 보면 동일한 용량을 투여했음에도 불구하고 사람 간 혈중 농도의 편차가 생기고, 이러한 편차는 이론적으로 약효의 편차로 이어지므로 편차의 원인을 이해하는 것은 매우 중요하다. 편차가 생기는 원인은 여러 가지가 있을 수 있는데 몸무게, 성별, 약물대사효소 CYP450의 유전적 차이, 약물이 대사·배설되는 간·신장 질환의 유무, 음식물 섭취 효과, 인종 간 차이 등이 포함된다.

우리가 흔히 알고 있는 임상시험, 즉 약효를 평가하는 임상시험 이외에도 허가 패키지에 반드시 포함돼야 하는 임상시험의 한 종류가 바로 '임상약리 시험'이다. '임상약리 시험'은 약물의 혈중 농도와 약효에 영향을 미칠 수 있는 다양한 상황들 속에서 실제로 어떻게 되는지를 관찰하는 임상시험이다. 가장 대표적으로 간질환 대상자에서의 혈중 농도, 신장질환 환자에서의 혈중 농도, 음식물 섭취 시 약물 혈중 농도에 미치는 영향 등을 평가하기 위한 임상시험 등이 있다. 즉 20~30명의 대상자를 대상으로 한 소규모 1상 임상시험을 약 10개 내외로 수행해서 약물이 간·신장 질환 환자에서 편차를 가지는지, 음식물 섭취가 약물의 혈중 농도에 영향을 미치는지를 평가하게 된다.

그런데 이러한 임상시험은 적절히 통제된 상황에서 진행되기는 하지만 건강인을 대상으로 하는 경우가 많고 환자 수도 매우 적다. 뿐만 아니라 임상에서 채혈을 무한정 할 수 없으므로 실측값의 개수가 매우 적다. 이들 임상시험의 결과가 전체 집단을 대변할 수 있을지 의문이다. 이때 활용되는 기법이 바로 '집단 약동학 모델링' 기법이다.

집단 약동학은 1상 임상시험부터 3상 임상시험에 이르기까지 서로 다른 환자군, 서로 다른 시간에 채혈 및 분석된 약동학 데이터들을 모두 활용해 수학적 모델을 만든다. 이를 통해 실측값이 적다 하더라도 집단을 대변하는 약동·약력학 특성을 예측할 수 있고, 특히 편차의 원인이 될 수 있는 몸무게, 질환의 유무, 나이, 인종 등이 집단의 약동학에 미치는 영향을 분석할 수 있다. 더 나아가서는 이러한 집단적 편차의 원인을 분석해 역으로 개인의 약동·약력학을 더욱 정확히 예측할 수도 있다.

대표적인 예로는 인종적 차이를 분석하기 위해 집단 약동학 모델링을 사용하는 것이다. 글로벌 제약사 A가 신약 X를 개발하기 위해 글로벌 3상 임상시험을 수행했다. 이 중 한국 환자는 약 10% 정도가 포함됐다. 한국 식품의약품안전처^{식약처}의 허가를 받기 위해서는 글로벌 3상 임상시험에서 얻은 결과가 얼마나 한국 환자들을 대변할 수 있을지를 입증해내야만 한다. 이때 집단 약동학이 활용된다. 1상, 2상, 3상에 걸쳐 수집된 모든 데이터를 끌어모아 수학적 모델을 만든 후 '한국인'이라는 인종의 차이가 편차, 즉 약효에 있어 차이를 나타내는지를 입증해내는 것이다. 자세한 내용은 166쪽의 '가교시험과 소아개발'을 참고하자.

고정 용량 vs mg/kg,
이후 단계 임상시험을 위한 용량 선정

우리가 처방받아 복용하는 대부분의 약제는 100mg, 200mg과 같이 고정 용량으로 만들어져 있다. 타이레놀 서방정은 650mg 알약인데 성인은 하루 3번 2알씩 복용한다. 만약 같은 타이레놀을 몸무게별로 투약해야 한다면 어떨까. 매번 약물을 투약할 때마다 몸무게를 측정해야 할 뿐만 아니라 일반인으로서는 계산하기조차 어렵고 번거롭다. 상업성이 현저히 떨어진다. 그러므로 반드시 그래야 하는 경우가 아니라면 대부분의 약물은 고정 용량으로 출시된다.

그런데 재미있는 것은 대부분의 약제가 초기 임상 단계에서는 몸무게당 약물량을 계산해(예: mg/kg) 약물을 투여한다는 점이다. 이는 약물의 특성을 파악하고 노출-반응 관계를 파악하는 것이 매우 중요하기 때문이다. 사람들은 몸무게가 모두 다르고, 몸무게와

혈액량은 비례하니 약물의 혈중 농도는 몸무게의 영향을 받을 수밖에 없다. 따라서 초기에 정확한 약물 농도를 얻기 위해 몸무게당 약물량을 계산해 약물을 투여한다. 아래 <표 1>과 같이 고정 용량으로 투여했는데 환자들의 몸무게가 매우 다르다면 처음부터 매우 다른 농도를 투여한 것과 같은 상황이 된다.

우리가 몸무게를 기반으로 투여해 약동·약력학 실측값을 얻었다면 집단 약동학을 통해 모델을 만들어야 한다. 이후 과연 몸무게가 약물의 노출도 변화에 결정적인 역할을 하는지 평가해야 한다. 만약 10mg/kg에서 어느 정도 약효가 나타나고 9mg/kg, 12mg/kg 등에서의 노출도와 10mg/kg 노출도 간 편차가 수용 가능한 정도라면 2b상 또는 3상 임상시험은 대략 1000mg의 고정 용량으로 변경할 수 있다. 노출 편차가 몸무게에 따라 매우 다르다면 고정 용량으로 변경하고 투약량을 몸무게별로 다르게 할 수도 있다. 이상적으로는 2상 임상시험부터 환자가 직접 투약해야 하는 경

<표 1> 고정 용량과 몸무게 기반 약물 용량 간 농도 비교

몸무게 1kg당 평균 80㎖ 혈액	몸무게 100kg 혈액량 대략 8ℓ	몸무게 50kg 혈액량 대략 4ℓ
고정 용량 1000mg 투약 시 투여 농도	1000mg÷8ℓ= 125mg/ℓ	1000mg÷4ℓ= 250mg/ℓ
몸무게 기반으로 10mg/kg 투여 시 투여 농도	투여량 : 10mg/kg x 100kg=1000mg 투여농도 : 1000mg÷8ℓ=125mg/ℓ	투여량 : 10mg/kg x 50kg= 500mg 투여농도 : 500mg÷4ℓ=125mg/ℓ

우가 많고, 6개월 이상 임상시험이 지속되는 경우가 많으므로 1상에서 2상으로 넘어갈 때 모델링을 통해 고정 용량으로 변경하는 것이 좋다.

가교시험과 소아개발

300명의 당뇨 환자를 대상으로 다국가 임상시험을 진행했다고 생각해보자. 한국과 미국, 유럽 등지에서 환자를 모집했는데 최종 분석 시 한국인은 30여 명이 포함됐다. 이 자료만으로 한국에서 승인이 가능할까. 답은 '그럴 수도 있고, 아닐 수도 있다'다. 희귀의 약품이거나 생명에 위협을 주는 질병에 대한 치료제이거나 국소제제인 경우 민족적 감수성, 즉 민족에 따른 약동학·약력학의 차이를 평가하는 가교시험이 면제되기도 하지만 많은 경우 민족적 차이가 없음을 보여주는 가교시험이 요구된다.

제약사 입장에서는 다국가 임상시험을 수행했는데 한국에서 승인받기 위해 추가 임상시험을 진행해야 한다면 시간과 비용의 소모가 크다. 이런 경우 그간 축적된 데이터를 근거로 민족적 차이가 없음을 입증한다면 가교시험은 면제된다. 이때 집단 약동학 분석이 활용될 수 있다. 변수를 인종 간 차이로 두고 집단 약동학을 비교분석해보는 것이다. 3상 임상시험에서는 한국인이 30명 포함돼 있었다 할지라도 2상, 1상 임상시험에서 한국인 데이터를 끌어모아 더 많은 데이터를 확보하고, 외국에서 도출된 데이터와 비교해 민족적 감수성을 평가할 수 있다. 만약 데이터가 불충분하다면 상대적으로 민족적 특성이 유사한 아시아인의 데이터를 모아 미국·유럽에서 도출된 데이터와 비교 분석하는 것 역시 가교시험 면제의 근거가 될 수 있다.

한편, 소아 임상개발이 어려운 점은 소아의 특성을 이해하면 쉽게 떠올릴 수 있다. 윤리적 문제가 따를 수 있고 성인과 같은 의사소통이 어려우므로 임상시험의 과정 및 절차가 복잡해진다. 게다가 성인만큼 자주, 많이 채혈을 하기도 어렵다. 그러므로 소아 임상개발은 더욱더 정교한 임상 디자인, 임상 용량 예측이 필수적이다. 이때 집단 약동학이 빛을 발한다. 소아의 경우 간의 발달 단계가 성인과 다른 것을 활용해 간에서 대사되는 약물의 농도를 성인 결과를 통해 예측하고 소아에서 적합한 용량을 제안할 수 있는 것이다.

2003년 말, 류머티즘 관절염 치료제 엔브렐의 소아 용량·용법의 변경이 FDA에 의해 승인됐다. 그 이전까지 FDA는 용량·용법 변경 시 임상시험 수행을 필수로 했지만, 해당 승인 시 별도의 임상시험은 수행되지 않았다. 소아에서는 0.4mg/kg 1주 2회 투약하는 용법으로 승인되었는데 집단 약동학·약력학 분석 결과만으로 0.8mg/kg 1주 한 번으로 용량 변경을 승인해준 것이다. 데이터에 따르면 투약 방법을 0.8mg/kg 1주 한 번으로 변경함으로써 기존 0.4mg/kg 1주 2회 투약에 비해 최고 농도는 약 10% 증가했고 최저 농도는 약 20% 감소했다.

그간 축적된 엔브렐의 안전성 자료에 의하면 부작용은 면역 저하로 인한 감염의 증가였는데, 이는 최고 혈중 농도보다는 약물의 전반적 노출 정도에 관련되는 것으로 추정됐다. 또한, 약효 역시 약물의 혈중 농도에 따라 민감하게 변화하지 않는 것으로 추정됐다. 이러한 모델링&시뮬레이션 결과를 통해 시간과 비용이 절감되고 불필요한 소아 임상을 하지 않고도 좀 더 편리한 용법으로 변경이 가능했다는 데 큰 의의가 있다.

이뿐만이 아니다. 생리학 기반 약동학Physiology Based Pharmaco Kinetics, PBPK를 이용한 약물 상호작용 예측도 개발 현장에서 활발히 사용되고 있다. 전임상 단계에서의 데이터를 활용해 각 장기에서의 약물 농도를 예측하고 이를 통해 기존 약물과의 약물 상호작용 정도를 판단하는 것이다. 최근에는 더 나아가 수학적 모델을 통해 약물의 작용기전을 파악하려는 시도 역시 꾸준히 진행되고 있다.

우리의
현재와 미래

데이터, 수학, 통계, AI. 이러한 어려운 말들이 성큼 신약 개발의 울타리 안에 들어왔다. 모델링과 시뮬레이션 기법은 미국 FDA나 유럽의약품청EMA에서 수십 년 전부터 허가에 활용돼왔고, FDA의 경우 임상약리 검토관만 수십 명이라는 얘기를 들었다. 국내의 경우 아쉬운 부분이 많다. 그 필요성에 대한 이해, 인프라 등 갈 길이 멀다. 최근 국내에서도 AI와 결합한 많은 연구가 진행되고 있다. 우리가 어떤 민족인가, 바로 정보기술IT 강국 아닌가. 이러한 다학제간 협동을 통해 국내에서도 모델 기반 신약 개발이 활발해지기를 기대해본다.

소아 임상시험

소아는 취약한 집단으로, 성인의 축소판이 아니라 연령에 따른 고유한 특징을 가지므로 이를 반영해 임상시험을 진행한다. 국제의약품규제조화위원회ICH 가이드라인에 따라 소아는 신생아(출생일 ~ 28일 미만), 영아(28일~24개월 미만), 어린이(24개월~만 12세 미만), 청소년(만 12세~만 19세 미만)으로 정의된다.

소아 임상개발의 필요성은 대상 질환의 소아 유병률, 질환의 심각성, 의약품의 특성 등을 고려해 결정돼야 한다. 예를 들어, 소아 유병률이 높은 아토피성 피부염의 경우 소아 임상개발이 흔히 진행되는 질환 중 하나다. 그렇다면 소아 임상연구의 적절한 시기는 언제일까? 답은 케이스 바이 케이스다. 대상 의약품, 질병의 종류, 안전성, 대체요법의 안전성과 유효성 등을 고려해 소아 임상시험을 언제 시작할지를 결정할 수 있다. 아래 경우를 살펴보자.

① **소아 다발질환 및 소아 특이질환** 이 경우, 초기 안전성 및 내약성 결과를 성인에서 얻은 후 모든 개발 프로그램을 소아를 대상으로 진행한다. 소아 특이 유전질환 치료제 등이 대표적인 예다.

② **성인과 소아 모두에서 발생하는 심각하거나 생명을 위협하는 질환 치료** 개발 중인 의약품이 획기적인 치료법이 될 수 있는 경우, 소아 연구는 초기 안전성 결과 및 잠재적 유익성 결과가 확인된 이후 조속히 시작돼야 한다. 이 경우 소아 연구 결과를 허가신청 자료에 포함시켜야 하며 만약 이것이 불가능한 경우 소아 자료가 포함되지 않은 이유를 설명해야 한다.

③ **기타 질병 및 증상 치료를 위한 의약품** 가장 일반적인 경우다. 소아 연구가 통상 성인의 2상 또는 3상 임상시험 시기에 시작되는 경우로, 대부분의 소아에서 시급성이 없는 의약품의 경우 이 시점에 소아 임상시험을 진행한다.

12장 — 임상개발 성공의 또 다른 축

Bench to Bedside : 임상시험과 중개연구

평균적으로 짧게는 5년, 길게는 10년이 소요되는 신약 개발의 긴 여정 동안 가장 핵심이 되는 개념이 바로 '중개·이행translation'이다. 신약 개발의 여정에서 단계별로 얻은 데이터는 다음 단계로 잘 '이행'돼야 함은 물론이고, 임상에서 효과가 좋다 해도 전임상·중개연구 결과가 그 기전을 설명할 수 없다면 약의 가치는 떨어지게 마련이다. 그러므로 임상개발 과정에서 임상과 중개연구는 떼려야 뗄 수 없는 '수어지교水魚之交' 같은 친구 사이이다.

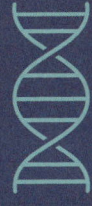

중개연구의 3가지 키워드 :
끊임없이, 밝혀내고, 적용해가는

"Bench to Bedside". 흔히들 쓰는 표현이지만 이만큼 중개연구의 개념을 잘 표현한 말도 없다. 즉 중개연구란 실험실에서 얻은 연구 결과를 환자의 진료 현장에 활용하는 과정으로 정의된다. 좀 더 쉽게 말하자면, 약물이 시험관 실험$^{in\ vitro}$, 동물실험$^{in\ vivo}$, 임상시험을 거쳐 실제 진료 현장에 사용되기까지 ①끊임없이 그 약물의 특성을 파악하고 ②어떻게 약효를 나타내는가를 밝혀내고 ③이를 통해 더 나은 임상개발을 할 수 있도록 적용해가는 과정이라고 볼 수 있다.

중개연구의 개념을 조금 더 확장해보면 "Bedside to Bench"라는 말도 가능하다. 임상 현장에서 얻은 관찰 결과가 기초연구를 촉발하는 것이다. 결국 중개연구는 전임상, 임상개발과 분리된 개념이라기보다는 신약 개발 과정의 전 과정을 아우른다.

임상에 진입하면
기전·중개 연구는 필요 없나

결론적으로 얘기하면 임상 단계 진입 여부와 관계없이 기전연구, 중개연구는 필요하다. 오늘 하루만 미국 식품의약국^{FDA} 허가 심사관이 돼보자. A제약사가 허가를 받기 위한 데이터 패키지를 제출했다. 검토하는 물질은 면역관문억제 단백질을 타깃하는 면역항암제인데 종양의 크기를 평가한 객관적 반응률^{ORR}은 꽤 좋은 것 같아 보인다. 그런데 그 반응이 어떤 기전을 통해서 나왔는지 중개연구 데이터가 부족하다. 면역세포에는 여러 종류가 있는데 어떤 면역세포를 타깃하는지, 실제로 임상에서 종양이 줄어든 것이 면역세포를 타깃해서 줄어든 것인지, 다른 효과가 있는 것인지, 그냥 우연히 줄어든 것인지, 또는 이전 치료에 대한 효과가 조금 늦게 나타난 것인지 도저히 알 수가 없다. 이런 상황에서 당신이라면 이 약을 승인해 줄 수 있을 것인가. 더 나아가서 이 약에 대해 얼마나 큰 가치를 매길 수 있을까.

　임상 단계에 진입하면 좋은 약효를 보여야 함은 물론, 그 밖에 수많은 질문에 답을 해야만 한다. 그 질문들의 핵심에는 '약효가 어떻게 나오게 되었는가?'가 있다. 약물 투여와 약효 사이의 연결 고리를 입증하지 못하면 그 유효성 결과에 의심의 눈초리가 쏠릴 수밖에 없다. 전임상 단계에서 기전 연구를 충실히 했다 하더라도 임상 데이터를 통해 또 다른 기전을 발견하는 일도 흔하다.

　신약 B를 개발하는데 임상시험에서 예상치 못한 간 독성이 여러 건 발생했다고 가정해보자. 신약이 간에서 많이 대사되고 있지는 않은지, 간 독성을 유발할 만한 다른 기전적 근거가 있는지 먼저 살펴봐야 한다. 충분한 근거가 없다면 중개연구를 통해 실마리를 풀어가면서 기존에 알지 못했던 기전에 대해 알아가는 것이다.

　통상 약효 입증에 초점을 맞추는 후기 임상시험보다는 약물의 특성을 파악해나가는 단계인 초기 임상시험 단계에서 특히 중개연구의 중요성이 강조된다. 그래서 우리는 초기 임상시험을 때때로 '개념증명^{PoC}' 임상시험이라고 칭하기도 한다. 이 단계에서의 임상시험이란 전임상 결과를 통해 확보한 효능, 기전적 가설 등의 '개념'을 임상시험을 통해 '증명'해내는 과정이기 때문이다.

탄탄한 전임상·임상 중개연구 :
타그리소의 사례

아스트라제네카의 타그리소(성분명 오시머티닙)는 상피세포 성장인자 수용체(EGFR) T790M 표적 항암제다. 비소세포폐암 NSCLC 환자 중 약 25%는 EGFR 변이를 가지고 있는 것으로 알려져 있고 1차 치료제로 EGFR-티로신 키나아제 저해제TKI를 사용한다. 안타깝게도 대부분의 환자는 1차로 사용한 EGFR-TKI에 내성이 생기는데 이 원인은 대부분 T790M 변이에 있다.

타그리소는 EGFR-TKI 치료 후 발생하는 내성 변이인 T790M을 타깃한다. 약효도 약효지만, 무엇보다 개발 스토리가 흥미롭다. 임상 진입 후 단 2년 6개월 만에 미국 식품의약국FDA의 승인을 받은 것이다. 최근 코로나19 치료제 승인 사례를 제외하면 FDA 역사상 가장 짧은 개발기간이다. 여러 성공 요인이 있었지만, 탄탄한 중개연구가 큰 몫을 했다. 자세히 살펴보자.

임상 진입 전, 다양한 in vitro, in vivo 연구가 진행됐고 이 데이터가 그대로 임상설계에 중개translation됐다. <그림 1>을 살펴보자.

첫째, EGFRm 단일변이와 EGFRm/T790M 이중변이 모두에서 타그리소의 항암 활성을 확인했다. 타그리소가 T790M 변이를 타깃하는 약제임을 떠올려 보자. EGFRm/T790M 이중변이에 대한 연구만을 진행할 수도 있었지만, EGFRm 단일변이만 있는 환자군으로 확장을 고려해 세포실험, 이종이식 및 형질전환 동물실험 등을 진행해 단일변이에서도 항암활성을 보여 줬다. 이 데이터를 근거로 1상 임상시험에서 EGFRm 단일변이 환자군(1차 치료군), EGFRm/T790M 이중변이 환자군(EGFR-TKI 내성 환자군)

에 대한 약효를 모두 평가할 수 있었다.

둘째, 용량을 찾는 데 너무 오랜 시간을 '허비'하지 않기 위해 전임상 데이터를 충분히 활용해 '임상 시작 용량'을 설정했다. 세포실험, 동물실험 결과를 가지고 진행해 20mg 용량이 충분히 T790M을 억제할 수 있다는 과학적 근거에 기반해 임상 시작 용량이 설정됐고, 결과적으로 매우 빠르고 효율적으로 유효용량을 찾아 임상을 시작한 지 11개월 만에 임상 3상 용량이 선정됐다. 약효는 어땠을까. 확장기에 모집된 222명의 환자 전체의 ORR은 51%, 그중 EGFR T790M 변이를 가진 127명 환자의 ORR은 61%였다. 1차로 EGFR-TKI를 사용하고 내성이 생기면 별다른 치료 옵션이 없던 당시의 관점에서 보면, 놀라운 데이터다. 이 결과를 바탕으로 아스트라제네카는 'AURA3'이라고 알려진 3상 임상시험에 진입했고,

<그림 1> 타그리소 중개연구 사례

전임상	Translation
· EGFRwt에 비해 EGFRm 세포에서 선택적 억제 · In vitro: EGFRm 세포주의 성장 억제 및 하위 기전 억제 · In vivo: EGFRm 이종이식(xenograft) 및 형질전환(transgenic) 동물모델에서 지속적인 항암 활성	EGFRm 단일변이에 대한 전임상 데이터(1차 치료군)
· In vitro: T790M 세포주의 성장 억제 및 하위 기전 억제 · In vivo: EGFRm/T790M 이종이식(xenograft) 및 형질전환(transgenic) 동물모델에서 지속적인 항암 활성	EGFRm/T790M 이중변이에 대한 전임상 데이터 (EGFR-TKI 내성 환자군)
· 전임상 데이터 PK/PD 모델링을 통해 T790M 변이를 억제하기 위한 시작 용량을 20mg으로 선정	시작 용량 20mg 설정
· In vivo EGFRm 뇌전이 모델에서 항암활성 확인 및 약물 뇌 분포 확인	EGFRm NSCLC 뇌전이 환자에서 clinical activity case report

EGFR T790M 변이를 가진 비소세포폐암 환자 279명에서 화학항암제 대비(N=140) 무진행생존률 개선(Hazard ratio : 0.3, 97% CI: 0.23, 0.41)을 통해 가속승인을 받게 된다. 첫 환자를 투약한 지 2년 6개월 만이다.

앞부분에서 타그리소의 경우 이중변이뿐만 아니라 EGFRm 단일변이에 대한 전임상 항암활성을 확인했고, 이 결과를 확인하기 위해 1상 임상시험에 EGFRm 단일변이 환자군, 즉 1차 치료군이 포함됐다는 설명을 했다. 1상 임상시험에서 효과가 좋았다. 그래서 결론적으로 아스트라제네카는 이 환자군에서도 임상시험을 진행했다. 2018년 4월. 1차 치료제, 즉 EGFRm 단일변이 환자군에서도 약제를 승인받게 된다.

놀라운 것은 약효뿐만이 아니다. 타그리소의 경우 기전적으로

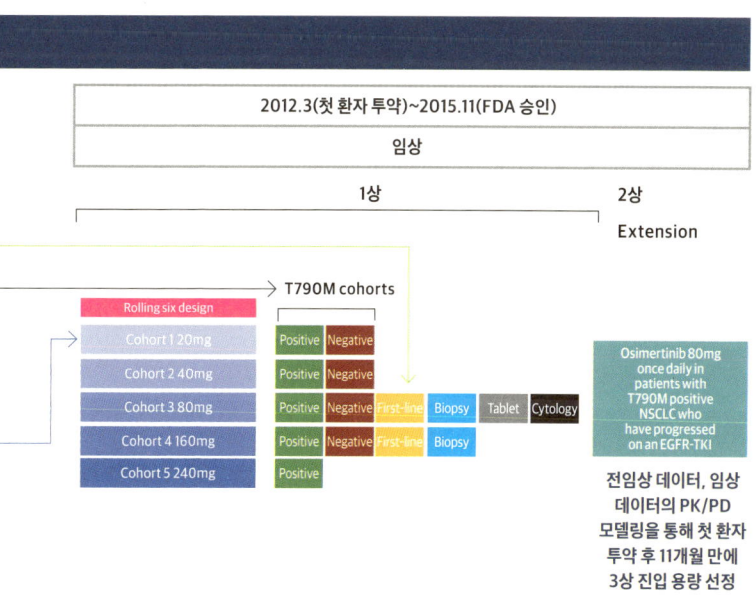

다소 명확한 부분이 있음에도 불구하고, 세포 수준과 동물에서 약효가 '어떻게' 나오는지를 밝히는 기전 연구는 매우 면밀히 이뤄졌다. 전임상 단계뿐만이 아니라 임상시험의 확장 단계에서 중개연구만을 위한 '생검 코호트'가 추가됐다. 치료 전과 후 종양조직 생검을 통해 실제 환자에서 약물의 특성과 약효가 나오는 기전을 설명했다. 뿐만 아니라 'Cytology 코호트'에서는 생검이 불가능한 환자들의 혈액에서 T790M을 측정할 수 있을지 소위 액체생검을 위한 연구 역시 진행됐다. 전임상 결과가 임상설계로 중개되고 이를 통해 효율적으로 개념증명을 함으로써 개발기간을 획기적으로 단축할 수 있었다.

한편 타그리소 개발 시 1상 임상시험에서 관찰한 환자 케이스를 통해 추가 중개연구를 진행한 것도 'Bedside to Bench'의 대표적인 사례. 폐암 환자들의 경우 뇌전이가 많이 발생하는데 별다른 약제가 없었다. 그런데 EGFRm 폐암 환자를 대상으로 한 타그리소 1상 임상시험에서 뇌전이가 있는 환자에서 항암활성이 관찰된 것이다.

개발사는 이 실마리를 바탕으로 이종이식 뇌전이 모델에서 항암활성과 그 기전을 규명했다. 생쥐를 대상으로 한 전임상 실험에서 타그리소가 혈장에 비해 훨씬 높은 400% 농도로 뇌조직에 분포함을 밝혀낸 것이다. 이는 비슷한 기전을 가진 다른 경쟁약물에 비해 훨씬 많은 양이었다<그림 2>. 이러한 동물실험 결과는 임상시험에서도 평가됐다. 1차 치료제로 개발하기 위한 FLAURA 임상시험에서 경쟁약물인 게피티닙gefitinib 또는 엘로티닙erlotinib 대비 중추신경계Central Nervous System, CNS로 진행되는 경우가 20%와 39%로 오시머

전임상 결과가 임상설계로 중개되고 이를 통해 효율적으로 개념증명을 함으로써 개발기간을 획기적으로 단축할 수 있었다.

티닙^{osimertinib} 군에서 훨씬 적은 뇌전이로 인한 질병 진행률을 보였고, 뇌전이에 대한 반응률은 66%로 대조군의 43% 대비 높은 반응률을 보이는 것으로 보고된 것이다. 결과적으로, 중개연구를 통해 뇌전이 효과에 대한 기전을 규명함으로써 타그리소가 '뇌전이에 가장 효과적인 약'으로 포지셔닝하고 EGFR-TKI의 최강자로 떠오르는 데 큰 몫을 했다.

동물실험 결과가 얼마나 translation될 것인가

전임상 실험 결과와 관련해 늘 따라다니는 질문은 '동물이 복잡한 사람의 생체 환경을 얼마나 재현해낼 수 있는가'다. 사람과 동물의 이질성과 그로 인한 중개의 한계는 아마도 우리가 완전히 풀어내지는 못할 숙제다. 다만, 여전히 동물실험 결과가 임상개발 전반의 과정에서 우리가 약물의 특성을 파악하고 임상의 실패 확률을 줄이는 데 지대한 역할을 하는 것만은 틀림이 없다.

실제로 가능하다면 임상적으로 타당한 동물모델을 만들기 위해 인류는 많은 노력을 해왔다. 인간화 마우스 등 임상 상황을 정교하게 재현하는 동물모델에서 약효를 평가하고 좋은 반응과 이 결과

<그림 2> 타그리소 이종이식 뇌전이 모델 결과

AURA 1 임상 1상 결과

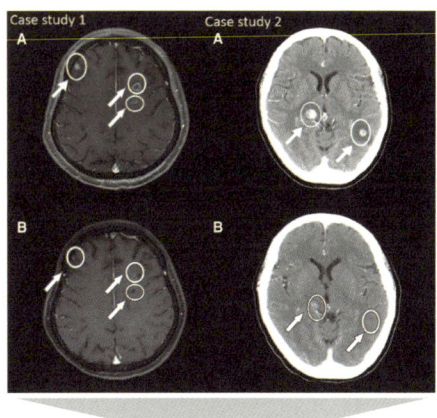

이종이식 뇌전이 마우스 모델

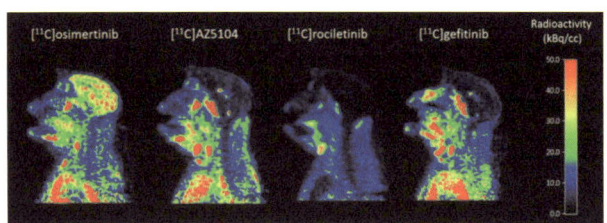

마우스 EGFR 뇌전이 모델 생존율

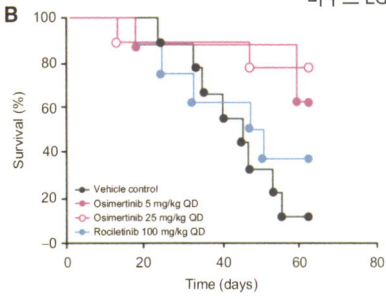

자료 Ballard et al, Clin Cancer Res 2016, 22:5130

를 기전적으로 설명할 수 있다면 임상에서 재현될 가능성이 획기적으로 높아진다. 필자는 동물실험 전문가는 아니지만, 업계 곳곳에 포진한 많은 과학자의 탄탄한 연구를 통해 임상 상황을 재현할 수 있는 많은 중개연구가 이루어질 수 있을 것이라고 생각한다.

초기 임상시험 결과의 후기 임상 단계로의 translation

초기 임상단계에서 후기 임상단계로, 즉 1/2상에서 2/3상으로의 중개는 전임상 단계에서 임상 단계로의 중개보다 더 복잡한 요소들이 존재한다. 인체의 복잡성에 더해 임상시험의 구조상 발생할 수밖에 없는 다양한 변수 때문이다(환자 선정 편향, 무작위 배정 등).

우리는 초기 임상시험의 나름 획기적인 결과들이 후기 임상으로 중개·이행되지 않는 사례들을 목격해왔다. 대표적인 예로 IDO 저해제로 개발되었던 인사이트^{InCyte}의 에파카도스타트^{epacadostate}와 펨브롤리주맙^{pembrolizumab} 병용 흑색종 3상 임상시험(ECHO-301/KEYNOTE-252)이 있다. 다양한 원인이 있을 수 있지만, 전반적으로 초기 임상에서 후기 임상 단계로 넘어갈 때 실패 확률을 줄이기 위해 고려해야 하는 요소들은 다음과 같다.

- 약물의 작용기전과 특성의 측면
  - 전임상 모델의 타당성
  - 전임상과 초기 임상에서 단독요법 활성
  - 병용요법을 개발한다면 상승 또는 시너지를 가지는지

여부와 그 기전적 근거

- **초기 임상시험 결과 측면**
  - 단독요법으로서의 활성(항암제라면 종양 감소 등)
  - 무작위 배정을 통한 견고한 데이터 확보
  - 바이오마커 연구를 통한 약효의 기전적 근거 확보
  - 중개연구 결과에 근거했을 때 바이오마커를 활용해 선택적으로 환자등록이 가능한지 여부
  - 병용요법을 개발한다면 안전성 측면에서 중첩되는 독성이 있는지 여부

ECHO-301/KEYNOTE-252 임상시험의 경우, 여러 가지 실패 원인이 거론됐지만 대표적인 것으로는 ①무작위 배정을 하지 않아 편향된 환자 선정 가능성을 배제할 수 없는 초기 임상시험 결과를 근거로 3상 임상시험이 바로 진행된 점 ②3상 임상시험에 사용된 용량이 충분히 IDO를 억제하지 못했을 수도 있다는 점 ③IDO1 발현 여부, 즉 반응률에 따른 중개연구의 부재 ④에파카도스타트와 펨브롤리주맙의 병용 시 상승작용에 대한 중개연구 검증의 불충분함 등이 있었다.

중개연구와 임상개발의 선순환 구조를 이뤄야

이처럼 중개연구와 임상개발은 약물의 개발 과정에서 오랜 시간을 함께하는 죽마고우, 수어지교 같은 사이이다. 협력적 중개연

구와 임상개발은 선순환 구조를 이뤄 효율적 약물 개발을 가능케 한다. 효율적 선순환 구조를 이루기 위해 불철주야 연구에 임하시는 업계 선배들의 제언을 소개한다.

장명호 지아이이노베이션 의장

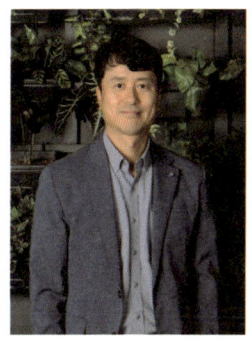

지아이이노베이션이 개발하고 있는 GI-101과 키트루다의 시너지를 보여주기 위해 인간화 마우스를 제작하고 PD-L1 고발현 암종 이식 모델을 제작했다. 두 약물의 병용 시 시너지가 확실히 나타났다. 완전관해[CR]를 보인 동물들이 있었을 뿐만 아니라 종양 절제 시 항암활성을 가진 면역세포가 종양 내 침투해 있음을 확인했다. 이 결과를 통해 전임상 결과만으로 MSD로부터 총 200여 명분의 키트루다를 무상으로 공급받을 수 있었다.

모든 고형암을 대상으로 하는 임상시험에서 중개연구의 역할이 위력을 발휘한다. 제한된 시간, 인력과 비용으로 어떻게 하면 신속하게 특정 암종에서 2/3상 전략을 수립할 수 있을까. 약물에 반응해 종양의 크기가 줄어든 환자들이 투약 전후 바이오마커들의 변화가 있었는지 확인하는 연구가 전략적으로 선행돼야 한다. 예를 들어 임상에서 투약 후 자연살해[NK] 세포만이 크게 증가하고 종양에 침투돼 있었다면 곧바로 인간화 마우스에서 후보물질과 NK세포 병용요법을 통해 용량, 투여 간격 등을 포함한 기전 연구를 수행하는 식이다. 초기 임상 데이터의 면밀한 분석을 통해 수행된 중개연구의 결과가 놀라운 블록버스터 신약의 초석이 될 것이라 확신한다.

문한림 메디라마 대표

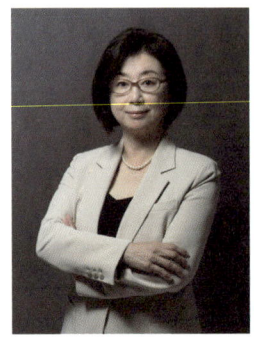

현재 우리가 이미 사용하고 있는 임상시험의 바이오마커들도 중개연구에서 나온 결과다. MSD가 키트루다를 개발할 당시 환자군을 보다 풍부하게[enrich] 하기 위해 고심해 개발한 PD-L1은 임상시험에서 반응을 보였던 환자군과 그렇지 않은 환자들에서 발현 정도의 차이가 있음을 발견해 사용한 것이다. 또한 개발됐다 하더라도 후속 임상시험과 실제 임상 데이터[real world data]를 통해 그 정도를 다시 최적화해 사용하는 것도 중개연구의 일환이라 할 수 있다.

BMS가 옵디보를 개발할 당시 바이오마커를 사용하지 않아 비소세포폐암의 임상시험에 실패한 후 환자들의 표본을 연구해 발견한 것이 종양변이부담[TMB]이다. 이와 같이 임상개발의 성공은 약물 후보물질이 얼마나 좋은지, 그리고 임상개발 전략과 임상시험의 운영을 얼마나 잘하는지에 달려 있지만, 퍼즐의 마지막 한 부분을 중개연구를 통해 맞춤으로써 완벽한 그림을 완성할 수 있다고 생각한다. 앞으로도 많은 임상개발이 중개연구를 통해 약물의 효과를 극대화하고 제품의 가치를 높일 수 있기를 기대한다.

그렇다. 신약 개발이란 복잡한 퍼즐과 같지만 그 퍼즐을 완성했을 때 한 폭의 '마스터피스'가 되어 환자의 희망이 된다.

미켈란젤로 부오나로티의 유명한 벽화 <천지창조>가 떠오른다. <천지창조>에 등장하는 인물만 300명이 넘는다고 한다. 한명 한명의 표정과 몸짓을 살펴보면 그 역동감과 다양성에 놀라움을 금

할 수 없다. 멀리서 보면 또 어떤가. 그 모든 사람의 다른 모습들이 하나가 되어 천지가 창조된 그 순간을 역동적으로 묘사한다. 신약 개발도 마찬가지가 아닐까. 신약 개발에는 임상, 전임상, 중개연구, 제조품질관리^{CMC}, 사업개발 등 수많은 요소가 필요하고 그 요소들이 제대로 작동해야만 마스터피스가 완성될 수 있다.

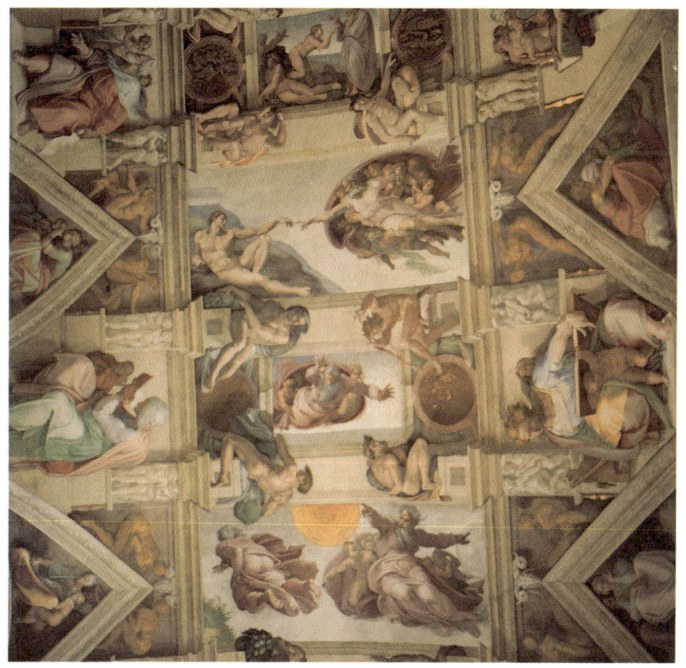
미켈란젤로 부오나로티가 바티칸 시스티나 성당 천장에 그린 유명한 벽화 <천지창조>.

맺는말
우리 모두가 함께하는 여정

신약 개발의 여정 속에서 임상개발 단계는 신약 개발의 성패가 판가름되는 시간이다. 이 단계는 신약 개발의 여러 과정 중 가장 많은 사람이 참여한다. 즉 수백, 수천 명의 서로 다른 전문성을 가진 사람들이 연계돼 임상시험이 진행되는 것이다. 쉽게 말하자면, 제약사에서 임상팀은 5명일지라도 그 임상시험과 관련된 이해관계자, 의사, 환자, 간호사, 임상시험수탁기관CRO 담당자들을 모두 합치면 수백, 수천 명은 족히 된다. 그런 만큼 다양한 전문성을 가진 사람들의 협력은 임상개발 단계에서 필수 불가결한 요소다.

임상을 '제대로' 이해하기 위해서는 이렇듯 다양한 관점을 이해할 필요가 있다. 임상시험이 진행되는 과정에 필수적인 요소들이 서로 다른 악기가 일사불란하게 연주돼 웅장한 화음을 연출해내는 오케스트라와 같이 어우러질 때 비로소 걸작이 탄생되는 것이다. 이러한 관점에서, 본 연재가 임상과 관련된 다양한 주제의 개념과 사례에 대해 생각하고 이해할 수 있는 '장'이 되기를 바라본다. 부족한 글이지만, 이 책이 '임상'을 제대로 읽고 해석해내는 데 아주 조금이라도 도움이 된다면 더없이 기쁘겠다.

등산을 즐겨 하지는 않지만, 가끔 산을 오를 때면 신기한 경험을 하곤 했다. 저 멀리, 너무 멀어서 얼마나 걸어야 할지 전혀 감도 안 오는

봉우리를 쳐다보면 다리에 힘이 풀려 더 이상 움직일 수 없을 것 같다가도, 눈앞에 있는 계단을 하나하나 집중해서 오르다 보면 어느새 그 계단의 끝에 와 있던 것이다.

신약 개발, 임상 성공, 미국 식품의약국^{FDA} 승인 등 이러한 멋진 단어들을 떠올리다 보면 우리가 정말 해낼 수 있을까 하는 마음이 들 때가 있다. 그러나 우리 모두의 치열한 하루하루가 모이다 보면 우리 모두 어느새 신약 개발의 높은 산봉우리에 올라 먼발치를 내려다보고 있지는 않을까! 그런 날이 빨리 오기를 진심으로 바란다.

한경 BIO Insight 총서 ❷
임상 바로 읽기

펴낸날	제1판 제1쇄 2023년 11월 9일
	제1판 제2쇄 2025년 9월 3일
지은이	윤나리
발행인	김정호
펴낸곳	한국경제신문
편집총괄	임도원
제작·기획 총괄	이선정
편집·제작	유나리
디자인	네거티브에이치
인쇄	아트프린팅
등록	제2006-000008호
주소	서울시 중구 청파로 463 한국경제신문
구입문의	02-360-4404
홈페이지	www.hankyung.com/bioinsight

값 13,900원
ISBN 978-89-475-0034-0(93320)

● 잘못 만들어진 책은 구입하신 곳에서 교환해 드립니다.
● 이 책은 저작권법에 따라 보호받는 저작물이므로 무단 전재와 복제를 금합니다.